Besser als Eden

Besser als Eden

Nancy Guthrie

IMPRESSUM

Die Deutsche Nationalbibliothek verzeichnet diese Publikation in der Deutschen Nationalbibliographie; detaillierte bibliographische Daten sind im Internet über dnb.de abrufbar.

TITEL DES ENGLISCHEN ORIGINALS
Even Better than Eden: Nine Ways the Bible's Story Changes Everything about Your Story
© 2018 by Nancy Guthrie
Published by Crossway
a publishing ministry of
Good News Publishers
Wheaton, Illinois 60187, U.S.A.
This edition published by arrangement with Crossway. All rights reserved.

Wenn nicht anders angegeben, wurde folgende Bibelübersetzung verwendet:
Lutherbibel, revidiert 2017,
© 2016 Deutsche Bibelgesellschaft, Stuttgart
Sonstige Bibelübersetzungen wurden mit freundlicher Genehmigung der Verlage wiedergegeben.
ELB Revidierte Elberfelder Bibel
© 2006 SCM R. Brockhaus im SCM Verlag GmbH & Co. KG, Witten.
SLT Bibeltext der Schlachter,
© 2000 Genfer Bibelgesellschaft.

© 2023 Verbum Medien gGmbH,
Bad Oeynhausen
verbum-medien.de
info@verbum-medien.de

ÜBERSETZUNG
Christoph Fischbacher

LEKTORAT
Viktoria Schiller

BUCHGESTALTUNG UND SATZ
Annika Felder

DRUCK UND BINDUNG
Finidr

2. Auflage 2024
Best.-Nr. 8652 060
ISBN 978-3-98665-060-5
E-Book 978-3-98665-061-2
DOI: 10.54291/z287739235

Solltest du Fehler in diesem Buch entdecken, würden wir uns über einen kurzen Hinweis an fehler@verbum-medien.de freuen.

WIE DIE GESCHICHTE DER BIBEL
DEINE EIGENE VERÄNDERT

Inhalt

Einleitung

Wenn ich dir meine Lebensgeschichte erzählen sollte, so würde ich dir wahrscheinlich davon berichten, wo mein Leben begann: in Kansas City, Missouri. Ich würde von meinen Eltern Claude und Ella Dee sprechen, von meinem Ehemann David und unseren Kindern Matt, Hope und Gabriel. Ich würde dir von den wichtigen Ereignissen meines Lebens erzählen: wo ich aufwuchs und zur Universität ging, wo meine Karriere begann, wie ich David kennenlernte und heiratete, wie mein Leben sich veränderte, als mein Sohn Matt geboren wurde, und wie es sich noch viel mehr veränderte, als meine Kinder Hope und Gabriel starben. Ich würde dir erzählen, wo ich lebe – in Nashville – und was ich dort Tag für Tag mache: schreiben und lehren, es vermeiden, in den Supermarkt oder ins Fitnessstudio zu gehen, mit Freunden durch den Park spazieren, die Wäsche machen, E-Mails beantworten, meinen Podcast bearbeiten, in die Gemeinde gehen, Abendessen kochen, mehr fernsehen, als es mir lieb ist zuzugeben, und schließlich ins Bett gehen. Obwohl all diese Dinge echte Aspekte meiner eigenen Geschichte sind, sind sie dennoch nicht die wichtigsten. Sie würden schlicht nicht die tiefgreifendsten Realitäten wiedergeben, die meine Vergangenheit, meine Gegenwart und meine Zukunft geformt haben. Es gibt da eine andere Geschichte, eine Geschichte, die auf den Seiten der Bibel zu finden ist – vom ersten Buch Mose bis hin zum Buch der Offenbarung. Eine Geschichte, die mich prägt und definiert, woher ich komme, warum ich so bin, wie ich bin, was mein alltägliches Leben ausmacht und was in der Zukunft vor mir liegt. Es ist diese Geschichte, die meine größten Freuden erklärt, aber auch die Orte der Leere in mir, wo Zufriedenheit unerreichbar scheint. Es ist die Geschichte, die sowohl erklärt, warum ich gern jemand Besonderes sein möchte, mich aber gleichzeitig sehr oft wie ein Niemand fühle. Sie erklärt, was mich zum Weinen oder zum Lachen bringt. Diese Geschichte erklärt mein Verlangen, hübsch auszusehen, mein Streben nach einem angenehmen Leben, mein Bedürfnis nach einem Zuhause und Sicherheit und nach so vielem mehr.

Und ob du es weißt oder nicht: Dieselbe große Geschichte, die sich in den 66 Büchern der Bibel findet, formt auch die Welt, in der du lebst, wer du bist und wonach du strebst. Darum müssen du und ich diese Geschichte kennen. In ihr finden wir die Antworten auf die Fragen nach dem, was wirklich zählt – für heute und in Ewigkeit. Diese Geschichte hat die Kraft, alles an unseren eigenen Geschichten auf den Kopf zu stellen.

EDEN: WO DEINE GESCHICHTE BEGINNT

Die Geschichte der Bibel beginnt damit, dass Gott in 1. Mose 1 Himmel und Erde erschafft und Adam und Eva in einen Garten namens Eden setzt. Eden war ein heller und schöner Ort. Wir neigen dazu, von ihm als einem Ort der Perfektion und der Endgültigkeit zu denken. Oft formulieren wir unsere Wünsche für die Zukunft als die Wiederherstellung von oder die Rückkehr zu diesem paradiesischen Ort. Es ist jedoch Tatsache, dass der Garten Eden, von dem wir in 1. Mose 1 und 2 lesen, noch nicht alles war, was Gott für seine Schöpfung im Sinn hatte. Er war unbefleckt, aber unvollständig.

Er war voller Potential, aber dennoch nicht alles, was Gott für das Zuhause, das er mit seinem Volk teilen würde, im Sinn hatte. Von Anfang an war der Garten Eden nicht dafür gedacht, statisch zu sein; er war auf etwas hin ausgerichtet.[1] Ebenso waren Adam und Eva noch nicht das, was Gott für sein Volk im Sinn hatte. Sie waren sündlos, aber noch nicht herrlich, zumindest nicht so herrlich, wie Gott es für sie vorgesehen hatte. Adam und Eva wurde etwas Besseres verheißen, sollten sie Gottes Wort gehorchen. Doch das Traurige an der Geschichte Edens ist, dass Adam und Eva nicht gehorchten. Alles in Eden lief schrecklich schief. Das ist der Teil der Geschichte der Bibel, der erklärt, warum so viel in unseren Geschichten schiefläuft. Das ist der Teil der Geschichte, der uns die tiefschürfenden Antworten auf die *Warum*-Fragen in den Verletzungen und Kämpfen unseres Lebens liefert. Glücklicherweise endet die Geschichte, die in Eden ihren Anfang genommen hat, dort noch nicht. Gottes Plan für seine Welt und sein Volk konnte von der menschlichen Sünde nicht durchkreuzt werden. Selbst jetzt arbeitet Gott an seinem Plan, der weit mehr vorsieht, als die bloße Unversehrtheit seiner Schöpfung wiederherzustellen. Christus kam und vollbrachte, was notwendig war, um uns den Weg zu bereiten – nicht nur zurück in den Garten Eden, sondern in ein Zuhause, das besser als Eden sein wird, und in ein Leben, das besser sein wird als alles, was Adam und Eva je genossen.

In welcher Hinsicht wird es besser sein? Genau darum soll sich dieses Buch drehen. Jedes Kapitel wird ein Motiv aufgreifen, das sich von 1. Mose bis hin zur Offenbarung durch die Bibel zieht und uns einen Aspekt der Herrlichkeiten und Vorzüge des neuen Himmels und der neuen Erde (welche wir auch Eden 2.0 oder das neue Eden, die neue Schöpfung, die Stadt, die kommen wird, oder das neue Jerusalem nennen können) zeigen soll. Ein Ort, der nicht nur unserem Leben in dieser mit Sünden belasteten Welt überlegen ist, sondern auch dem, was Adam und Eva im ersten Eden erleben durften.

Trotzdem ist dieses Buch nicht einzig und allein auf das ausgerichtet, was kommen wird, wenn Jesus wiederkommt und den neuen Himmel und die neue Erde aufrichtet. Die Herrlichkeit, das Leben, die Intimität, die Sicherheit und die Neuartigkeit dieser Zukunft sind nicht ausschließlich der Zukunft vorbehalten. Noch erleben wir das Verheißene nicht in der Fülle und Vollkommenheit, wie wir es eines Tages erfahren werden, und doch bricht die verheißene Zukunft heute schon ins Hier und Jetzt hinein. Das Markusevangelium beginnt damit, dass es uns die Gute Nachricht übermittelt, die Jesus zu Beginn seines Dienstes verkündigte. Jesus sagte, dass »das Reich Gottes … nahe herbeigekommen« sei (Mk 1,15). Mit Christi Menschwerdung kam etwas völlig Neues in diese Welt. Mit Jesu Auferstehung strömte dieses Neue dann in die Welt hinein. Auch heute noch verbreitet es sich überall in der Welt, wann immer das Evangelium verkündet und von Menschen aus allen Nationen angenommen wird. Die Kraft des Evangeliums schafft dort neues Leben, wo Tod herrscht, Hoffnung, wo Verzweiflung sich breitmacht, Schönheit, wo sich Zerbrochenheit zeigt. Wenn das Evangelium in die Welt hinausgeht und durch den

Glauben Menschen für den auferstandenen Christus ergreift, verändert die neue Schöpfung diese Welt. Davon spricht Paulus, wenn er schreibt: »Ist jemand in Christus, so ist er eine neue Kreatur; das Alte ist vergangen, siehe, Neues ist geworden« (2 Kor 5,17). Um es anders auszudrücken: Mit dem auferstandenen Christus verbunden zu sein, bedeutet, dass die Neuheit, die Herrlichkeit und das Leben des größeren Eden hier und jetzt in dein Leben kommen. Die Herrlichkeit dieser Zukunft zu erfassen, verändert heute dein Gefühl der Beschämung. Ein Überzeugtsein von einer sicheren Zukunft hilft dir in der Gegenwart, deine Furcht vor dem Tod zu überwinden. Eine wachsende Wahrnehmung deiner Identität als Himmelsbürger verändert, wie du dich heute selbst siehst. Sich wahrhaftig auf die Liebesbeziehung, die wir für alle Ewigkeit genießen werden, einzulassen, erwärmt jetzt unsere Herzen für Christus.

Paulus schreibt, dass wir diejenigen sind, »auf die das Ende der Zeiten gekommen ist« (1 Kor 10,11). Wenn das wahr ist, möchten wir mehr vom Ende der Zeiten verstehen. Wir wollen sehen, was uns der erste Garten über den kommenden Garten zu sagen hat, über einen sichereren, befriedigenderen und herrlicheren Garten, der besser sein wird als das erste Eden und in welchem wir vorherbestimmt sind, auf ewig zu leben.

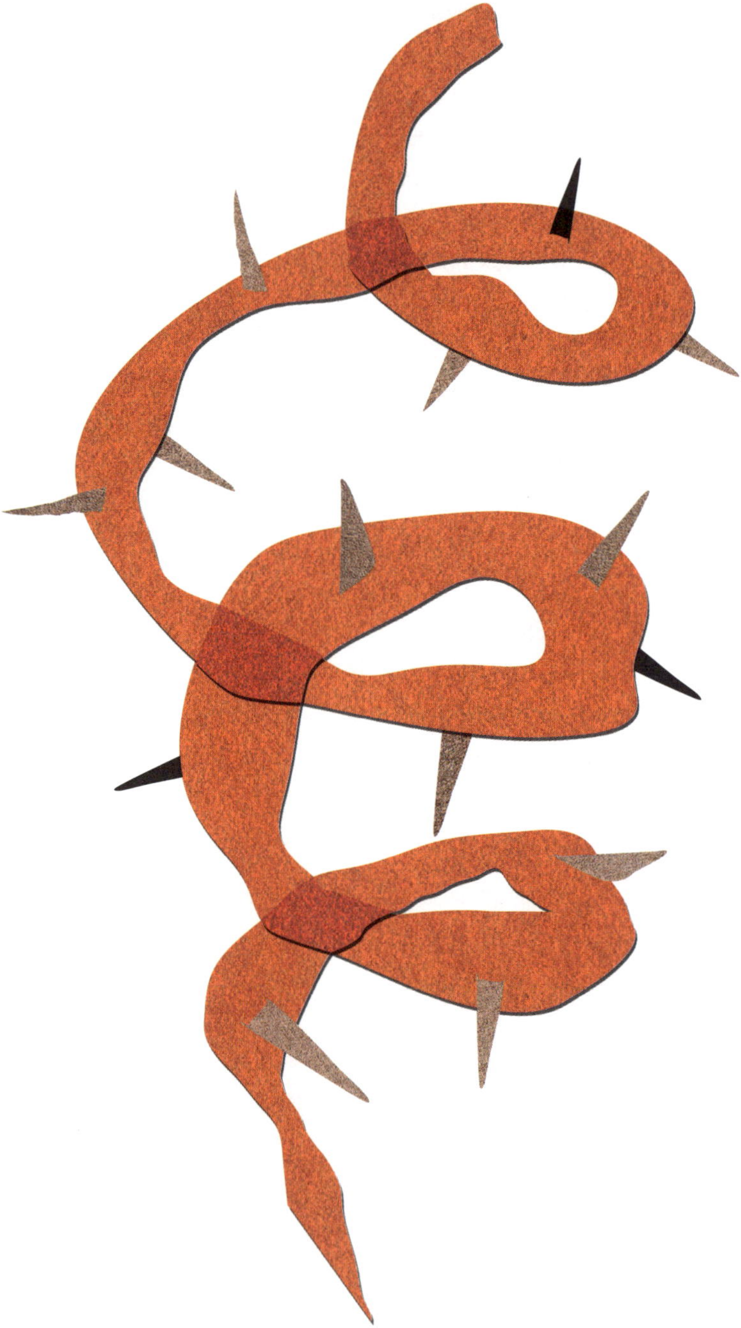

Die Wüste

Hand drauf – ich bin die letzte Person auf der Welt, die versuchen sollte, dir ein Wort in einer anderen Sprache beizubringen. Auf der Highschool habe ich zwei Jahre und an der Universität zwei Semester lang Deutsch gelernt. Doch das Einzige, an das ich mich erinnere, ist: »Ich bin.« Mein Deutsch reicht nicht einmal mehr, um einen vollständigen Satz aus diesen Worten zu bilden. Ich habe einmal einen Vortrag in einem Frauengefängnis in Kolumbien gehalten und wollte jeder Frau ein kleines Geschenk überreichen und sie mit den Worten »Der Herr liebt dich« auf Spanisch begrüßen. Aber ich bekam es einfach nicht auf die Reihe. Mein Mann David musste mir den spanischen Satz wieder und wieder zuflüstern, weil ich ihn ständig falsch aussprach. Keiner weiß, was diese Frauen tatsächlich zu hören bekamen.

Und doch gibt es eine hebräische Phrase, die ich erklären möchte, denn sie verleiht der Geschichte der Bibel schon mit dem ersten Satz einen unvergleichlichen Tiefgang. Sie lautet: Tohuwabohu. Deutsche Bibeln geben diesen ersten Satz folgendermaßen wieder:

»Am Anfang schuf Gott Himmel und Erde. Und die Erde war wüst und leer, und Finsternis lag auf der Tiefe« (1 Mose 1,1–2).

Die Bibel beginnt mit der Aussage, dass Gott Himmel und Erde schuf und auf der Erde Tohuwabohu war. Die Erde war wüst und leer oder ohne Form. *Tohu* bedeutet »unbewohnte, chaotische Wüste«, und *bohu* bedeutet »leer«. Damit erzählt uns 1. Mose 1,2, dass die Erde, als Gott sie schuf, ursprünglich ein unbewohnbares Wüstenland, eine karge Steppe, war. Sie hatte weder Form noch Gestalt und war völlig lebensfeindlich.

Ich habe lange geglaubt, dass Gott die Erde so schuf, wie sie ist. Doch offensichtlich war das, was Gott schuf, ursprünglich eine Masse ungeformter Materie, in der nichts leben konnte. Es war der Rohstoff, dem Gott erst noch Form und Fassung geben musste. In der Tat gab es drei wesentliche Probleme mit der Erde, so wie Gott sie laut 1. Mose 1,2 ursprünglich schuf: Sie war formlos, leer und finster, aber sie war nicht ohne Hoffnung, denn »der Geist Gottes schwebte über dem Wasser« (1 Mose 1,2). Der Geist schwebte – oder flatterte – über der tiefen Finsternis der formlosen Erde wie eine Henne über einem ungeschlüpften Kosmos.[2] Etwas war im Begriff zu geschehen. Gott würde seine Schöpfung durch seinen Geist und mithilfe seines Wortes erleuchten, ordnen und erfüllen. Daher entdecken wir gleich im ersten Kapitel der Bibel, dass ein Tohuwabohu für Gott kein Problem darstellt. Als sein Wort »Es werde Licht« erschallte und die kreative Energie des Geistes schwebte, wurde das, was dunkel war, mit Licht geflutet. Chaos wich der Ordnung. Die Leere wurde mit Leben, Sinn und Schönheit gefüllt.

Das sind wirklich gute Nachrichten, denn auch wenn dir der Begriff Tohuwabohu bisher unbekannt war, mag dir die Realität dessen vielleicht schmerzlich vertraut sein. Womöglich empfindest du die tiefsten und ehrlichsten Gefilde deiner Seele als Tohuwabohu, als finstere und grüblerische Leere. Vielleicht ist diese Leere auf einen Verlust zurückzuführen. Wo es einst etwas gegeben hat, das diesen Raum in deinem Leben erfüllte, sehnt sich dein Herz nun nach dem, was einmal war. Jetzt ist dort nur noch ein leerer Platz am Küchentisch, ein leeres Zimmer im Haus oder ein leeres Bett, in dem du schläfst. Du siehst deinen Alltag und deine Zukunft nur mit gähnender Leere anstatt mit Sinn erfüllt. Vielleicht zeugt diese Leere weniger von dem, was war und nicht mehr ist, als vielmehr von dem, was niemals sein durfte. Vielleicht war da nie ein Ring an deinem Finger, nie ein Baby in deinem Bauch oder nie ein Titel vor deinem Namen. Vielleicht hast du deine Träume immer für dich behalten – aus Angst, sie auszusprechen, könnte sie zunichtemachen. Nun scheinen sie außer Reichweite oder völlig fern der Realität. Vielleicht kannst du aber auch gar nicht genau sagen, warum du dieses Gefühl der Leere eigentlich empfindest. Du erkennst, dass es dir im Vergleich zu anderen um dich herum gut geht, doch deine Seele beherbergt ein nagendes Gefühl der Enttäuschung und der Unzufriedenheit. Manchmal erscheint es dir, als wäre das Leben der anderen um dich herum voll von Sinn und Bedeutung, Leben und Liebe, schönen Zeiten und Zukunftsplänen, und das unterstreicht dein Empfinden der Leere in deinem Leben nur noch. Manchmal verfolgt dich diese Leere wie ein stechender Schmerz. Ein anderes Mal überwältigt sie dich wie unnachgiebiges Leid. Vielleicht betrachtest du deine Leere als das größte deiner Probleme. Ich muss dir sagen, dass Gott dich nicht so sieht! Gott sieht die Leere in deinem Leben als seine größte Chance, denn Gott arbeitet am besten mit der Leere, die er mit sich selbst füllen möchte.

Adam und Eva hatten keinerlei Grund, sich leer zu fühlen. Ihre Welt quoll vor Güte über. Wo auch immer ihr Blick hinfiel, sahen sie etwas, das Gott in die Existenz gesprochen und für gut erklärt hatte. Er hatte sie in einen Garten gesetzt, in den er jeden Baum gepflanzt hatte, dessen Früchte sich zur Nahrung eigneten. Gott hatte einfach gesprochen: »Es lasse die Erde aufgehen Gras und Kraut, das Samen bringe, und fruchtbare Bäume, die ein jeder nach seiner Art Früchte tragen, in denen ihr Same ist auf der Erde« (1 Mose 1,11). Dann geschah es so, und Gott sah, dass es gut war.

Jeder, der schon einmal versucht hat, einen Baum oder Busch im harten Boden einzupflanzen, wer einen Tag damit verbracht hat, Unkraut zu jäten, nur um mitansehen zu müssen, wie es die süßen Erdbeeren erstickt, oder sich bemüht hat, die Maulwürfe in den Garten des Nachbarn zu vertreiben (wer macht denn so etwas?), kann es sich kaum vorstellen, wie es im Garten Eden war. Dort wurde nichts braun, nichts verwelkte oder vertrocknete. Kein Dorn brachte Adam je dazu, zu einem Pflaster zu greifen. Adam und Eva wurde die Aufgabe übertragen, die Erde zu füllen, sie sich untertan zu machen und Herrschaft über sie auszuüben. Auf die gleiche Art und Weise, wie Gott das anfängliche Tohuwabohu geordnet hatte, sollte Adam die Ordnung Edens auf die Erde ausweiten. Gemeinsam sollten Adam und Eva fruchtbar sein und sich vermehren, damit ihre Nachkommen die Grenzen Edens ausdehnen und ihn mit Männern und Frauen füllen, die wie Adam und Eva das Ebenbild ihres Schöpfers tragen, um die Erde von der Erkenntnis der Herrlichkeit Gottes zu erfüllen, »wie Wasser das Meer bedeckt« (Hab 2,14).

Im Leben von Adam und Eva gab es keinen Mangel; sie hatten allen Grund, vollkommen zufrieden zu sein. Dann aber behauptete die Schlange, dass es etwas gibt, das Eva nicht hatte, etwas, das sie wirklich brauchte, um glücklich zu sein: das Geschmackserlebnis und die Weisheit, die das Essen dieser köstlichen Frucht des verbotenen Baumes versprach. Als die Schlange ihr dies einflüsterte, ließ Eva zu, dass die Perspektive der Schlange ihre eigene Sichtweise formte. Anstatt sich mit all der Güte zufriedenzugeben, mit der sie überschüttet worden war und die sie ringsum umgab, begann Eva eine Leere in ihrem Leben zu sehen, in ihrer Ernährung, in ihrem Wissen, in ihrer Erfahrung. Sie wollte mehr, wollte etwas anderes als Gottes Fürsorge, und zusammen mit ihren wachsenden Zweifeln an Gottes Güte führte das dazu, dass sie zu etwas griff, von dem sie dachte, dass es sie glücklich, erfüllt und zufrieden machen würde.

Oh, wie muss dieser Bissen ihr im Magen gelegen haben, als sie sich der Realität dessen, was sie soeben getan hatte, bewusst wurde. Oh, wie töricht muss ihr dieser Griff nach der Weisheit im Nachhinein erschienen sein. Als Gott sich nach dem Verfluchen der Schlange Adam und Eva zuwandte und ihnen erklärte, wie sich dieser Fluch auf sie auswirken wird, muss ihr klar geworden sein, dass die vermeintliche Köstlichkeit sich als Katastrophe entpuppte. Genau das, was ihnen so viel Freude hätte bringen sollen, brachte nun Schmerz und Verderben. Kinder gebären und sie in einer von Sünde infizierten Welt zu erziehen, würde schmerzhaft werden und ihre Ein-Fleisch-Ehe mit Adam von Spannung erfüllt sein. Adams Tagwerk sollte nun frustrierend und nicht mehr erfüllend sein. Adam war dazu bestimmt, den Erdboden zu bestellen, eine nunmehr leidige Aufgabe. Der Boden sollte Früchte, aber auch Dornen hervorbringen, welche sich tief in Adams Fleisch graben. Das Aufflackern der Unzufriedenheit, das Eva im Garten empfunden hatte, muss zu einem lodernden Feuer geworden sein, als sie und Adam in die umliegende Wildnis hinaus verbannt wurden.[3] Doch die chronische Unzufriedenheit, die sie fortan quälen sollte, erwies sich auch als Gnade. Sie erwies sich als stetige Erinnerung daran, dass völlige und andauernde Zufriedenheit nur in dem Leben zu finden ist, das ihnen verheißen worden war, hätten sie gehorcht und ewig vom Baum des Lebens essen dürfen. Doch wie sollten sie nun dorthin zurückkehren, da der Weg zurück in den Garten doch von Engeln bewacht wurde?

Gott selbst würde seinem Volk einen Weg hinein in einen Garten wie Eden bahnen, der noch besser als Eden ist. Er begann damit, dass er einen Mann, der im Land Ur lebte – Abraham – dazu berief, in dem Land zu leben, das Gott ihm geben sollte. Kein Engel bewachte die Grenze zu diesem Land, als Abraham es betrat. Interessanterweise rang jedoch sein Enkel Jakob, als er das Land verlassen hatte, um eine Frau zu finden, auf dem Rückweg mit einem Engel. Nach dem Tod Jakobs und seiner Söhne lebte das Volk Israel in der Knechtschaft Ägyptens. Also sandte Gott seinem Volk einen Befreier, der ihm verkündete, dass er herniedergefahren war, sodass »ich sie errette aus der Ägypter Hand und sie aus diesem Lande hinaufführe in ein gutes und weites Land, in ein Land, darin Milch und Honig fließt« (2 Mose 3,8). Klingt doch schon wie ein neues Eden, nicht wahr?

UNZUFRIEDENHEIT IN DER WÜSTE

Unglücklicherweise machten die Israeliten auf der Reise zum neuen Garten Eden einen vierzigjährigen Umweg durch die Wüste. Dort zeigte die dem Leben in der Wüste innewohnende Unzufriedenheit ihr hässliches Gesicht. Wir lesen davon in dem Buch, das wir als Numeri oder 4. Mose kennen, das aber ursprünglich den Titel »In der Wildnis« trug. Hierin erzählt uns Mose:

4 Mose 11,4–6

Das fremde Volk aber unter ihnen war lüstern geworden. Da fingen auch die Israeliten wieder an zu weinen und sprachen: Wer wird uns Fleisch zu essen geben? Wir denken an die Fische, die wir in Ägypten umsonst aßen, und an die Kürbisse, die Melonen, den Lauch, die Zwiebeln und den Knoblauch. Nun aber ist unsere Seele matt, denn unsere Augen sehen nichts als das Manna.

Es war nicht so, dass sie nichts zu essen gehabt hätten. Nein, sie wollten etwas anderes als das Manna, das Gott jeden Tag vom Himmel fallen ließ. Tatsächlich waren ihre Mägen nicht leer. Dennoch empfanden sie ein Gefühl der Leere. Das klingt ein wenig vertraut, nicht wahr? Ist es nicht wie bei Adam und Eva, die mit Ausnahme des einen von jedem Baum im Garten essen durften, und die sich doch fühlten, als würde ihnen etwas fehlen? (Oder wie bei mir, wenn ich eine Cola Light bestelle und der Kellner mich fragt, ob Pepsi Light auch okay ist?)

Vierzig Jahre, nachdem es die Israeliten ihren Gelüsten erlaubt hatten, dem Murren einen Weg zu bahnen, bereiteten sich ihre Kinder darauf vor, aus der Wildnis heraus ins verheißene Land zu ziehen. Hier erklärte Mose, warum Gott es überhaupt zugelassen hatte, dass sie mit leeren Mägen umherziehen mussten:

5 Mose 8,3

Er demütigte dich und ließ dich hungern und speiste dich mit Manna, das du und deine Väter nie gekannt hatten, auf dass er dir kundtäte, dass der Mensch nicht lebt vom Brot allein, sondern von allem, was aus dem Mund des Herrn geht.

Er ließ sie hungern. Warum ließ er zu, dass sie ihre Leere spürten? Damit der Hunger und ihre Unzufriedenheit sie dazu treiben würde, genau zu überlegen, was sie eigentlich befriedigt und erfüllt. Und das war nicht einfach nur schmackhaftes Essen, sondern ein göttliches Wort, eine göttliche Verheißung, eine göttliche Kraft, die sie dazu befähigte, mit weniger, als es ihnen lieb war, in dieser Wüste der Welt zu leben. Hast du die Leere, die du fühlst, schon einmal in diesem Licht betrachtet? Hast du dir schon einmal überlegt, dass Gott dich vielleicht hungern lässt, damit es dich noch mehr nach ihm verlangt? Damit du noch mehr erkennst, dass er die Quelle von allem ist, was dich erfüllt? Hast du dir schon einmal überlegt, dass er vielleicht dein Verlangen umformt, weg von dieser Welt, weg von diesem Leben, sogar weg von diesem gegenwärtigen Zeitalter, damit deine Erwartung des kommenden Zeitalters damit beginnt, deine Perspektive auf deinen Mangel zu verändern?

Während sie sich also aufmachten, in das Land zu ziehen, übermittelte Mose ihnen folgende Verheißung Gottes:

5 Mose 11,13–17 Werdet ihr nun auf meine Gebote hören, die ich euch heute gebiete, dass ihr den Herrn, euren Gott, liebt und ihm dient von ganzem Herzen und von ganzer Seele, so will ich eurem Lande Regen geben zu seiner Zeit, Frühregen und Spätregen, dass du einsammelst dein Getreide, deinen Wein und dein Öl, und will deinem Vieh Gras geben auf deinem Felde, dass du isst und satt wirst. Hütet euch aber, dass sich euer Herz nicht betören lasse, dass ihr abfallt und dient andern Göttern und betet sie an, sodass der Zorn des Herrn entbrenne über euch und schließe den Himmel zu, sodass kein Regen kommt und die Erde ihr Gewächs nicht gibt und ihr bald ausgetilgt werdet aus dem guten Lande, das euch der Herr gegeben hat.

Oh, wie sehr wünschen wir uns, sie hätten ihre Lektion während der vierzig Jahre in der Wüste gelernt. Aber offensichtlich hatten sie es nicht. Anstatt von einem jeden Wort zu leben, das aus dem Mund des Herrn hervorgeht, verschlangen sie alles, was ihnen von den im Land wohnenden Kanaanitern serviert wurde. Alles, wovor Mose sie gewarnt hatte, falls sie Gott nicht gehorchen sollten, wurde ihnen bittere Realität. Gott gebrauchte das Heer der Babylonier, um sein Volk zu richten. Im Zuge der Zerstörung wurde das Land, in dem Milch und Honig fließt, zur Wüste. Der Prophet Jeremia beschreibt den Zustand Israels, nachdem es von den Scharen der Babylonier verheert worden war:

Jer 4,23, 26 Ich sah das Land, und siehe, es war wüst und leer, sah zum Himmel, und er war finster. Ich sah, und siehe, das Fruchtland war eine Wüste, und alle seine Städte waren zerstört vor dem Herrn und vor seinem grimmigen Zorn.

Ist dir die Formulierung in Vers 23 aufgefallen, über die wir schon nachgedacht haben? Jeremia bedient sich der Sprache von 1. Mose 1,2, um den Zustand Judas nach der Zerstörung durch die Babylonier zu beschreiben. Das Land war wieder »wüst und leer« – Tohuwabohu – geworden. Das Land voll Milch und Honig, das Gott ihnen gegeben hatte, war zum kargen Ödland verkommen. Ohne Schönheit. Ohne Leben. Ohne Freude. Doch das war nicht das Ende der Geschichte. In einer Vision wurde Jeremia gezeigt, was kommen würde, wenn Gottes Volk sein Wüstendasein in Babylon hinter sich lassen und nach Hause zurückkehren würde. So sagte Jeremia voraus:

Jer 31,12 Sie werden kommen und auf der Höhe des Zion jauchzen und vor Freude strahlen über die Gaben des Herrn, über Getreide, Wein, Öl und junge Schafe und Rinder, dass ihre Seele sein wird wie ein wasserreicher Garten und sie nicht mehr verschmachten sollen.

Ein »wasserreicher Garten«? Wie sollte so etwas geschehen? Wann sollte so etwas geschehen?

ZUFRIEDENHEIT IN DER WÜSTE

Jahrhunderte später begann die Wiederherstellung mit dem Erklingen einer einzelnen Stimme, der Stimme eines Rufenden in der Wüste, der Stimme Johannes des Täufers: »Bereitet dem Herrn den Weg und macht eben seine Steige!« (Mt 3,3).

So wie der Geist bei der Schöpfung über den Wassern schwebte und die finstere Leere von Licht und Leben erfüllt wurde, so schwebte derselbe Geist über der finsteren Leere des Leibes einer Jungfrau. Maria wurde verheißen: »Der Heilige Geist wird über dich kommen, und die Kraft des Höchsten wird dich überschatten; darum wird auch das Heilige, das geboren wird, Gottes Sohn genannt werden« (Lk 1,35). Wieder einmal ging das Wort aus, doch dieses Mal nicht als schöpferische Kraft, sondern in menschlicher Form. »Und das Wort ward Fleisch und wohnte unter uns« (Joh 1,14). Gott überschwemmte die Welt mit seiner Güte, als er sie in der Person Jesu Christi betrat.

Jesus, der zweite Adam, das wahre Israel, verließ das himmlische Land voll Milch und Honig und ging hinein in die Wüste dieser Welt mit all ihren Dornen und Disteln. Dies soll uns gleich zu

Beginn des Dienstes Jesu gezeigt werden: »Da wurde Jesus vom Geist in die Wüste geführt, damit er von dem Teufel versucht würde« (Mt 4,1). Wie sich Satan in den Garten geschlichen hatte, um Adam und Eva zu verführen, so schlich er sich auch in die Wildnis, um Jesus zu versuchen. Er hatte Gottes Wort vor Adam und Eva verdreht, indem er Unzufriedenheit über Gottes Versorgung in ihren Herzen entfachte und sie dazu brachte, selbst nach der von Gott versprochenen Herrlichkeit zu greifen, statt ihm zu vertrauen. Auf die gleiche Weise verdrehte er Gottes Wort für seine bösen Zwecke und versuchte Jesus dazu zu bringen, dass er aus eigener Kraft für sein Essen sorgte, statt auf Gottes Fürsorge zu vertrauen. Er versuchte Jesus dazu, nach Herrlichkeit zu streben, indem er sich fleischlichen Freuden hingab, und nicht auf eine Herrlichkeit zu warten, die ihm durch Gehorsam bis zum Kreuz gegeben werden würde. Doch anstatt darauf einzugehen, hielt Jesus dem Versucher die Worte entgegen, die Gott durch Mose zu seinem Volk in der Wüste gesprochen hatte: »Er aber antwortete und sprach: Es steht geschrieben: ›Der Mensch lebt nicht vom Brot allein, sondern von einem jeden Wort, das aus dem Mund Gottes geht‹« (Mt 4,4; vgl. 5 Mose 8,3).

Matthäus berichtet uns davon, dass nach Jesu bestandener Prüfung in der Wüste Engel hinzutraten und ihm dienten (vgl. Mt 4,11). Eine gänzlich andere Erfahrung als die des ersten Adams. Die Engel waren Adam als seine Widersacher entgegengetreten und hatten seine Rückkehr in den Garten verhindert. Und zudem ein gänzlich anderes Ergebnis: Wegen des Versagens des ersten Adams im Garten wurde die gesamte Menschheit in die Wildnis verbannt, doch wegen der Bereitschaft des zweiten Adams, in der Wildnis zu gehorchen, wurde uns ein Weg in einen noch besseren Garten gebahnt.

Die Echtheit dieser Verheißung versicherte Jesus denjenigen, die ihren Glauben auf ihn setzten, noch während er am Kreuz hing und zum Verbrecher, der neben ihm gekreuzigt worden war, sprach: »Wahrlich, ich sage dir: Heute wirst du mit mir im Paradies sein« (Lk 23,43). Dort am Kreuz trat Jesus an unserer statt in die ultimative Wüste des Todes ein, in das ultimative Tohuwabohu, damit wir das Leben in Fülle betreten dürfen, das Gott versprochen hat.

Unmittelbar nach der Auferstehung Jesu erhalten wir einen Ausblick auf das Leben des neuen Gartens, der sich einen Weg hinein in die Wildnis der Welt bahnt. Johannes schreibt hierzu: »Es war aber an der Stätte, wo er gekreuzigt wurde, ein Garten und im Garten ein neues Grab, in das noch nie jemand gelegt worden war« (Joh 19,41). Er fährt fort:

Joh 20,11-12 Maria aber stand draußen vor dem Grab und weinte. Als sie nun weinte, beugte sie sich in das Grab hinein und sieht zwei Engel in weißen Gewändern sitzen, einen zu Häupten und den andern zu den Füßen, wo der Leichnam Jesu gelegen hatte.

Es scheint, als wäre dieses Grab zu einem Tor hinein in den neuen Garten geworden. Zwei Engel waren dort zugegen, um jene willkommen zu heißen, die bereit waren, sich mit Jesus in seinem Tod und seiner Auferstehung zu identifizieren. Wir lesen dort, Maria »sieht Jesus stehen und weiß nicht, dass es Jesus ist. Spricht Jesus zu ihr: Frau, was weinst du? Wen suchst du? Sie meint, es sei der Gärtner«. »Sie meint, es sei der Gärtner«, und natürlich war – und ist – er tatsächlich der Gärtner! Dies war der Anbruch einer neuen Schöpfung. Der Gärtner war zum Morgengrauen aufgewacht, um die Arbeit zu verrichten, an der der erste Adam gescheitert war – die Grenzen des Paradieses in die Wüste dieser Welt hinein auszuweiten.[4]

Sogar jetzt dringt die neue Schöpfung noch in die Wüsten unserer Leben ein. Es passiert, wenn wir uns zu Jesus bekennen und mit ihm in seinem Tod und seiner Auferstehung vereint werden. Das meint Paulus, wenn er schreibt: »Ist jemand in Christus, so ist er eine neue Kreatur; das Alte ist vergangen, siehe, Neues ist geworden« (2 Kor 5,17). Die neue Schöpfung dringt in unser Leben und macht aus geistlich toten Menschen geistlich lebendige Menschen. Menschen, die zum Teil jetzt und zur Gänze in der Ewigkeit das unendliche, überreiche, völlig erfüllende Leben erfahren, das Adam und Eva genossen hätten, hätten sie die Prüfung im Garten bestanden.[5]

Trotzdem denkst du dir vielleicht immer noch: »Das klingt ja alles schön und gut, aber mein Leben ist noch immer von Wüste, Enttäuschung, Unzufriedenheit und Leere gekennzeichnet.« Ich verstehe das. Meines ist es auch. Es lässt uns daran zweifeln, ob es wirklich möglich ist, in der Wüste dieser Welt mit irgendeinem Sinn für das Eindringen der neuen Schöpfung ins Hier und Jetzt zu leben. Die Erfahrungen des Apostels sowohl mit den Stacheln der Wüste als auch mit der Zufriedenheit des kommenden Gartens legen nahe, dass dies durchaus miteinander vereinbar ist.

Paulus redet von diesem Schmerz in seinem Leben, wenn er schreibt, »damit ich mich wegen der hohen Offenbarungen nicht überhebe, ist mir gegeben ein Pfahl ins Fleisch« (2 Kor 12,7). Was genau dieser Dorn oder Stachel im Fleisch war, wissen wir nicht. Wir wissen jedoch, dass es sich um weit mehr als eine einfache Unannehmlichkeit handelte. Das griechische Wort, das er gebraucht, bezieht sich auf ein angespitztes Stück Holz, das sich dafür eignet, jemanden aufzuspießen. Was auch immer dieser Pfahl demnach war, Paulus muss sich davon durchstoßen, davon festgenagelt gefühlt haben. Er berichtet von seinem Flehen zu Gott, den Pfahl fortzunehmen. Offensichtlich brachte er ihm, was auch immer er gewesen sein mag, bittere Schmerzen. Wenn wir leiden, fragen die meisten von uns nach dem Warum. Nicht so Paulus. Er schien genau zu wissen, warum und woher bzw. von wem ihm dieser Pfahl gegeben worden war.

Paulus hatte eine Führung durch das Paradies erhalten, durch den Ort, an dem Gott wohnt. Derartige Erfahrungen können dazu führen, dass einem Menschen die Brust mit geistlichem Hochmut anschwillt. »Und damit ich mich wegen der hohen Offenbarungen nicht überhebe, ist mir gegeben ein Pfahl ins Fleisch« (2 Kor 12,7). Wenn Paulus seinen Pfahl im Fleisch betrachtete, erkannte er die Hand Gottes in seinem Leben am Werk, die ihn davor bewahrte, seine unglaublichen geistlichen Erfahrungen zu gebrauchen, um sich selbst gut dastehen zu lassen. Aber das ist noch nicht alles, was er in dem Pfahl sah.

Er beschrieb ihn darüber hinaus auch als »des Satans Engel, der mich mit Fäusten schlagen soll«. Satan quälte Paulus mit der Versuchung, Gott dafür zu grollen, dass er es dem Pfahl erlaubt hatte, sein sowieso schon vom Schmerz heimgesuchtes Leben zu durchstoßen. Er versuchte Paulus, Gott anzuklagen und voller Bitterkeit zu werden. Doch Paulus war klar, dass es letztendlich nicht Satan war, dem die Verfügungsgewalt über den Pfahl zu eigen war. Gott, in seiner souveränen Macht, wirkte das, was Satan zum Bösen gedacht hatte, zum Guten. Paulus verstand, dass Gott den Pfahl zur Heiligung seines Lebens gebrauchen würde. Dennoch flehte er, der Pfahl möge von ihm genommen werden, der Schmerz möge ein Ende finden. Und ich finde das gut. Selbst wenn wir erkennen, wie Gott das Leid in unserem Leben dazu gebraucht, Gutes in uns zu wirken, wollen wir trotzdem, dass der Schmerz aufhört. Paulus hatte Gott angefleht, ihn hinwegzunehmen. Wieder und wieder. Und dann hörte er Jesus selbst zu ihm sprechen: »Lass dir an meiner Gnade genügen; denn meine Kraft vollendet sich in der Schwachheit« (2 Kor 12,9).

Jesu Antwort auf Paulus' gerechtes, unnachgiebiges, wiederholtes Gebet bestand nicht darin, den Pfahl zu entfernen, sondern Paulus genügend Gnade zu schenken, ein Leben mit dem Pfahl zu ertragen. Paulus erfuhr die Gnade nicht in der Entfernung des Pfahls, sondern in der Einberufung desselben in den Dienst der Herrlichkeit

Christi. »Darum«, schreibt Paulus, »will ich mich am allerliebsten rühmen meiner Schwachheit, auf dass die Kraft Christi bei mir wohne« (2 Kor 12,9). Ganz offensichtlich hat die Verheißung der »Kraft Christi« – derselben Kraft, die es Jesus ermöglicht hatte, das Kreuz zu ertragen und von den Toten wiederaufzuerstehen – es ihm ermöglicht, seine Sicht auf den Pfahl, der ihm wohl bleiben würde, zu verändern. Diese neue Perspektive befähigte ihn, zu sagen: »Darum bin ich guten Mutes in Schwachheit, in Misshandlungen, in Nöten, in Verfolgungen und Ängsten um Christi willen; denn wenn ich schwach bin, so bin ich stark« (2 Kor 12,10). Guten Mutes in der Wüste. Guten Mutes im Hier und Jetzt, wo Pfähle Schmerz bereiten.

Klingt das für dich plausibel? Scheint es dir möglich, guten Mutes zu sein, selbst wenn sich deine Umstände nicht ändern? Scheint es dir möglich, dich dem Empfang göttlicher Kraft zu öffnen, die verändern kann, wie du über die leeren Orte in deinem Leben denkst?

Meine Liebe, wenn du dich schwach fühlst, wenn deine Arbeit, Kritik, Erwartungen oder Enttäuschungen an dir zehren, wenn du an einem Punkt angelangt bist, an dem du das Trugbild deiner eigenen Stärke hast fallen lassen, dann stehst du genau richtig, um dich mit Gottes Güte erfüllen zu lassen. Endlich bist du befüllbar. Du bist völlig abhängig. Es gibt Raum für die Kraft Christi, auf dir zu ruhen und dich dazu zu befähigen, in deinem Leben in der Wüste dieser Welt guten Mutes zu sein.

»In meiner Schwäche bin ich stark.« Das war die Realität, die Paulus' Leben kennzeichnete. Im Grunde wurde sein Leben jedoch nur an das Vorbild von Jesu Leben angepasst. Jesus, der Zimmermann, der die Welt gezimmert hatte, trat in Schwäche, als Embryo im Bauch seiner Mutter, in die Wüste dieser Welt ein. »Er war der Allerverachtetste ..., voller Schmerzen und Krankheit« (Jes 53,3). Er wurde beleidigt: »Was kann aus Nazareth Gutes kommen!« (Joh 1,46). Er hatte mit Entbehrungen zu kämpfen: »Die Füchse haben Gruben und die Vögel unter dem Himmel haben Nester; aber der Menschensohn hat nichts, wo er sein Haupt hinlege« (Lk 9,58). Er erlitt Verfolgung: »Da spien sie ihm ins Angesicht und schlugen ihn mit Fäusten. Einige aber schlugen ihn ins Angesicht« (Mt 26,67). Er blieb von Schicksalsschlägen nicht verschont: »[Herodes] schickte hin und ließ Johannes im Gefängnis enthaupten. … Als das Jesus hörte, entwich er von dort in einem Boot in eine einsame Gegend allein« (Mt 14,10.13).

Wie du siehst, war Jesus nicht nur Teil dieser Welt geworden – diese Welt war auch Teil seines Lebens geworden. Jesus hatte einen Pfahl im Fleisch, viele Pfähle durchbohrten seinen verletzlichen Leib. Wenn also Jesus selbst einen Pfahl im Fleisch erdulden musste und es eigentlich unser erklärtes Ziel ist, ihm ähnlich zu sein, warum sind wir dann überrascht oder sogar verbittert, wenn auch wir den Schmerz eines Pfahls im Fleisch, die Qualen eines Lebens in der Wüste verspüren?

Menschen sehnen sich nach übernatürlichen Erfahrungen – nach Heilungswundern, Träumen und Visionen, nach einem persönlichen Wort von Gott. Dies aber ist die übernatürliche Erfahrung, die Gott verheißen hat: Die Kraft Christi kommt herab, um auf dir zu ruhen, dich zu erfüllen, damit du ihm vertrauen kannst, wenn dir das Schlimmste widerfährt, was du dir vorstellen kannst. So kannst du wahrlich, wenn auch nicht völlig, zufrieden sein, selbst wenn er die Leere in dir nicht so füllt, wie du es dir vielleicht gewünscht hast. Zumindest noch nicht.

ZUFRIEDENHEIT IM NEUEN GARTEN

Ich hoffe, du verstehst nun, wie die Geschichte der Bibel alles an unserer Geschichte verändert, sogar die Kapitel der Leere und der Unzufriedenheit in ihr. Der Tag wird kommen, an dem die Dornen und Disteln – die greifbaren Zeichen der Auswirkungen des Sündenfalls und unsere ständigen Wegbegleiter in der Wildnis dieser Welt – der Vergangenheit angehören werden. Paulus schreibt dazu im Römerbrief:

Röm 8,19–21 Denn das ängstliche Harren der Kreatur wartet darauf, dass die Kinder Gottes offenbar werden. Die Schöpfung ist ja unterworfen der Vergänglichkeit – ohne ihren Willen, sondern durch den, der sie unterworfen hat –, doch auf Hoffnung; denn auch die Schöpfung wird frei werden von der Knechtschaft der Vergänglichkeit zu der herrlichen Freiheit der Kinder Gottes.

Dem Apostel Johannes wurde in einer Vision erlaubt zu sehen, wie die Welt aussehen wird, wenn die Schöpfung von ihren Fesseln der Vergänglichkeit frei sein wird, wenn sie dieselbe Auferstehung und Erneuerung erfahren wird, die auch unsere Körper durchleben, wenn Christus uns mit Leibern, gemacht für ein Leben auf der neuen Erde, auferwecken wird.

Im allerletzten Kapitel der Bibel, welches unser Leben im neuen Garten beschreibt, sagt uns Johannes: »[E]s wird nichts Verfluchtes mehr sein« (Offb 22,3). Kein Fluch mehr. Keine schmerzhaften Dornen mehr. Kein Tohuwabohu mehr. Die Güte und Herrlichkeit eines Gartens, besser als Eden, wird sich in jeden Winkel der Erde erstrecken. Und die Güte Gottes wird jeden Winkel in dir ausfüllen. Es wird keine Enttäuschung mehr geben, keine Unzufriedenheit. Jede Leere in dir wird gefüllt und deine tiefsten Sehnsüchte erfüllt werden. Bis dahin können wir singen:

> Führe mich, o Gott Jehova
> Pilgernd durch dies wüste Land,
> Ich bin schwach, doch du bist mächtig,
> Halte mich mit starker Hand;
> Himmelsmanna, Himmelsmanna,
> Speise du mich immerdar![6]

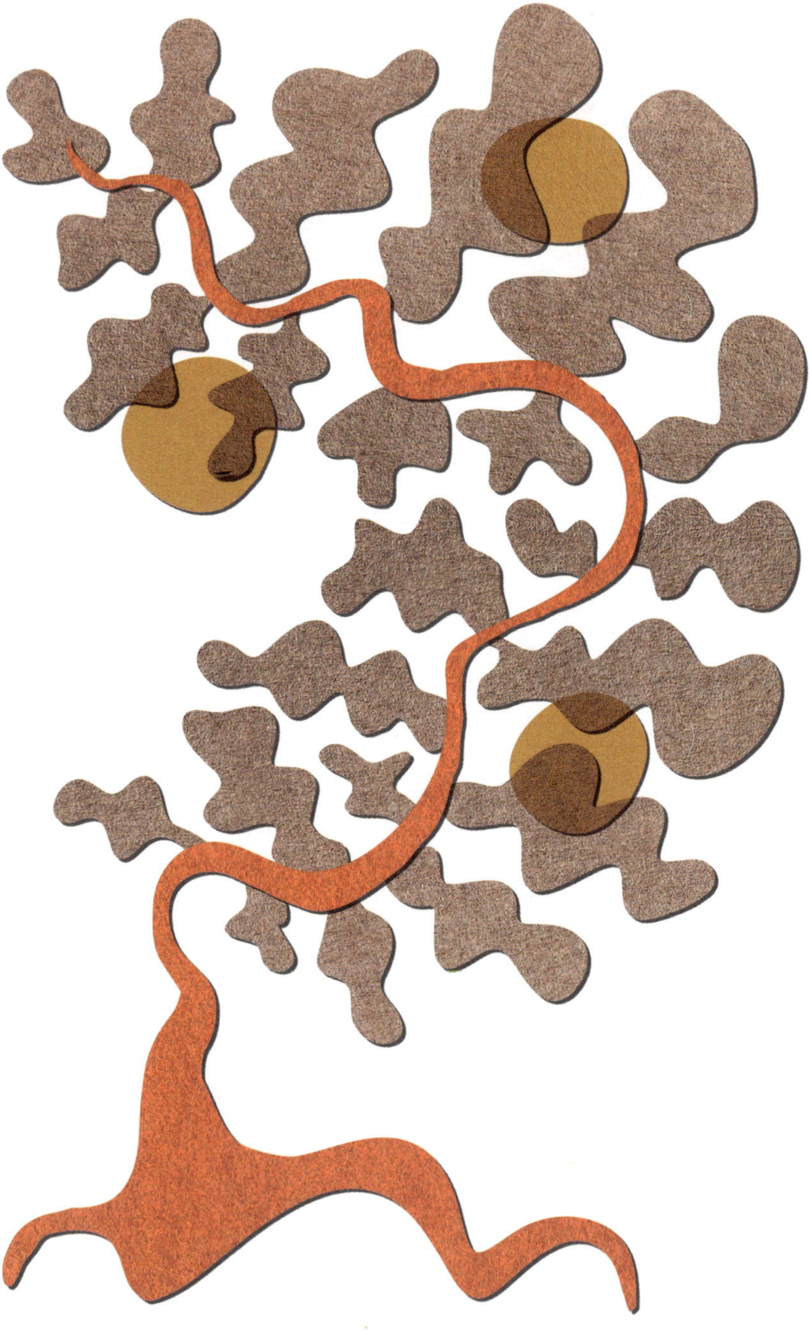

Der Baum

Eine meiner liebsten Filmszenen ist eine Unterhaltung zwischen Albert Brooks und William Hurt in der Komödie »Nachrichtenfieber«. Hurts Figur ist ein Schönling, der als Fernsehmoderator gerade einen Job bei einem großen Sender ergattert hat. In seinem Gespräch mit Brooks, dessen Figur brillant und hart arbeitend ist, aber im Leben nicht voranzukommen scheint, fragt Hurt: »Wie verhält man sich eigentlich, wenn das wirkliche Leben Träume übertrifft?«, worauf Brooks voll neiderfüllter Abscheu antwortet: »Man hält seinen Mund!«[7]

Jeder, der schon einmal einen neidvollen Blick auf Bilder vermeintlich perfekter Familien oder idyllischer Urlaube in den sozialen Medien geworfen hat, wird versucht sein, dasselbe zu sagen. Die meisten von uns wissen, wie es sich anfühlt, gelegentlich den Eindruck zu haben, andere würden das »gute Leben« leben, während es für uns scheinbar außer Reichweite bleibt. Wir sind uns nicht immer sicher, was genau man unter dem »guten Leben« verstehen soll, aber wir haben den Eindruck, dass man unser Leben jedenfalls nicht dazurechnen würde. Das »gute Leben« kommt uns oft wie ein Trugbild vor, das für immer unerreichbar bleibt. Was ist nun das »gute Leben«, und wie bekommt man es?

Fünf meiner liebsten Menschen auf diesem Planeten sind Eric, Ruth, Abby, Brennan und Pearl Brown. Als Ruth in der zwanzigsten Schwangerschaftswoche war, wurde bei ihrer Tochter Pearl eine neuronale Krankheit mit geringen Überlebenschancen diagnostiziert: Holoprosencephalie (HPE). Der Arzt hielt Eric und Ruth dazu an, die Wehen einzuleiten und die Schwangerschaft zu beenden. Doch die Browns entschieden sich für das Leben und die Hoffnung und damit für eine Fortführung der Schwangerschaft. Sie wussten nicht, wie lange Pearl leben oder wie ihr Leben aussehen würde, doch jetzt, nach fünf Jahren, lebt Pearl immer noch. Ihr Leben und das von Pearl ist nicht immer einfach, aber Pearl wird sehr geliebt. Die ständigen Krankenhausaufenthalte, die Pearls Leben kennzeichnen, die Typ-1-Diabetes-Diagnose, die ihre Schwester Abby kürzlich erhalten hat, die Probleme mit dem Fundament des Hauses der Familie und eine Reihe von Alltagsproblemen obendrauf würden die meisten Menschen schlussfolgern lassen, dass die Browns nicht gerade auf der Sonnenseite des Lebens beheimatet sind. Wenn sie ehrlich sind, müssen sie zugeben, dass es ihnen auch nicht immer wie das »gute Leben« vorkommt. Vor einigen Wochen postete Eric auf Instagram ein Foto mit folgender Botschaft:

> Es war bisher ein hartes Jahr. Ich würde lügen, wenn ich es als etwas anderes als eine Dampfwalze beschreiben würde. Alles, was außerhalb unserer Kontrolle liegt (d. h. alles), scheint genau in die falsche Richtung zu laufen.

> Alles, was wir in Händen halten sollten, scheint uns einfach so durch die Finger zu gleiten und uns dabei auch noch anzugrinsen. Trotz meiner stärksten theologischen Überzeugungen erscheinen mir die Lügen zu dieser Zeit des Jahres lauter und glaubwürdiger. ... Es ist peinlich, wie oft am Tag ich innehalten und mich selbst daran erinnern muss, was wahr, bedeutsam und ewig während ist. Oft preise ich die Idee der Schwäche, aber eine romantische Vorstellung ihrer weicht oft einer kräftezehrenden Realität.

Manchmal scheint es mir, als sollte das Leben nicht so schwer sein. Mir kommt es so vor, als würde das »gute Leben«, das Leben, das wir immer angestrebt haben, stets außer Reichweite bleiben. Und darin steckt ein Funke Wahrheit. Etwas veränderte sich tiefgehend, als Adam und Eva selbst nach dem »guten Leben« griffen und nicht darauf vertrauten, dass Gott es ihnen geben würde. Dieser Ruck brachte alles ein wenig in Schieflage und manches völlig aus dem Lot. Er hat uns mit dem Verlangen danach zurückgelassen, dass alles wieder geradegebogen werden muss. Wir sehnen uns nach einem guten Leben, in dem Hausfundamente sich nicht verschieben, Geld nie ein Problem ist, Beziehungen immer von Liebe erfüllt sind und Körper nie von Fehlbildungen, Behinderungen oder dem Tod heimgesucht werden. Bleibt das »gute Leben« also immer außerhalb unserer Reichweite?

Lesen wir die ersten beiden Kapitel der Bibel bezüglich der Dinge, wie sie einmal waren, dann finden wir Adam und Eva in einer perfekten Umwelt vor. Eva hatte alles, was sie sich wünschen oder brauchen konnte – eine Ehe ohne Konflikte oder Enttäuschungen, ein Zuhause, vom Meisterdekorateur selbst gestaltet. Ihr Leben hatte einen Sinn und einen fruchtbaren Zweck. Sie hatte keinen

Grund zusammenzuzucken, wenn sie in den Spiegel schaute, keinen Grund sich in Gottes Gegenwart zu verstecken. Doch wusste sie, dass es mehr gab. So gut das Leben im Garten auch war, sie wusste, dass etwas noch Besseres auf sie und Adam warten würde, sollten sie Gott gehorchen.[8] Sollten sie die gottgegebene Probezeit bestehen, würde das gute Leben in Eden noch besser werden.[9] Sie würden nicht nur den Auswirkungen der Sünde entgehen, sondern die bloße Möglichkeit der Sünde würde ein für alle Mal getilgt werden. Ihr Leben würde sich vom vergänglichen zum unvergänglichen, vom verführbaren zum nicht-verführbaren, vom guten hin zum noch besseren, unverlierbaren Leben wandeln.

In der Tat ist es das Versprechen des besser-als-guten Lebens, des herrlichen Lebens, das dir und mir noch immer verheißen ist. Es findet sich in der gesamten Bibel, wird aber in ihren letzten Kapiteln besonders deutlich. Am Ende der Bibel finden wir das gleiche Symbol des ersehnten Lebens wie am Anfang: den Baum des Lebens. Hier kommt das Versprechen aus Jesu eigenem Mund: »Wer überwindet, dem will ich zu essen geben von dem Baum des Lebens, der im Paradies Gottes ist« (Offb 2,7). Der Baum des Lebens ist nicht einfach nur ein Ding der Vergangenheit, er ist ein Versprechen für unsere Zukunft.

DIE VERHEISSUNG EINES BAUMES IM GARTEN

Was ist nun dieser Baum? Und können wir erwarten, von seinen Früchten kosten zu dürfen? Um das herauszufinden, müssen wir ganz vorn beginnen.

1 Mose 2,8–9 Und Gott der HERR pflanzte einen Garten in Eden gegen Osten hin und setzte den Menschen hinein, den er gemacht hatte. Und Gott der HERR ließ aufwachsen aus der Erde allerlei Bäume, verlockend anzusehen und gut zu essen.

Ein Garten voller Bäume – nicht dieses hässliche und nutzlose Gestrüpp, das der Bauherr vor dem Bau eines Hauses von einem Grundstück entfernt. Diese Bäume waren saftig grün, schön anzusehen und voll köstlicher Früchte. Wir können den Garten beinahe sehen, seinen Schatten spüren, sein reifes Obst schmecken und den wohltuenden Duft seiner Bäume wahrnehmen. Es gab dort für Adam und Eva so viel Gutes auszukosten und zu genießen. Unter allen von Gott gepflanzten Bäumen stachen zwei besonders hervor.

Zum einen war da der Baum des Lebens in der Mitte des Gartens (1 Mose 2,9). Von seinen Früchten zu essen, würde bedeuten, eine noch bessere Lebensqualität zu genießen als jene, die Adam und Eva bereits in Eden erfahren durften. Die von diesem Baum dargebotene Nahrung würde sie auf eine tiefere, unvergängliche Art und Weise zufriedenstellen und sie in ein noch sichereres und herrlicheres Leben führen. Es ist nicht so, dass der Baum selbst magisch oder ihm eine innewohnende Kraft, Leben zu spenden, zu eigen gewesen wäre. Augustinus schreibt, dass Adam und Eva »durch andere Bäume Nahrung erhielten, durch diesen aber ein Sakrament.«[10] Anders ausgedrückt stellte das Essen der Früchte des Baumes ein symbolisches, aber essbares Zeichen des »glückselige[n] Leben[s]« dar, das »im Paradies verbracht und anschließend in ein himmlisches verwandelt wird.«[11]

Es scheint, dass die Früchte dieses Baumes noch nicht blühten, dass sie noch nicht reif waren. Der Baum stand in der Mitte des Gartens, mit Knospen, die darauf warteten, zu Blüten zu werden, als fassbare Erinnerung an das Versprechen des verherrlichten Lebens als Lohn des Gehorsams.[12]

Es wird uns nicht explizit gesagt, ob Adam und Eva von diesem Baum gegessen haben oder nicht, aber es scheint, als ob die Frucht des Baumes für einen späteren Zeitpunkt bestimmt gewesen wäre – als Festmahl zur Feier ihres Gehorsams, hätten sie den Test bestanden, den der andere Baum darstellte.[13] Das Vorhandensein des Baumes des Lebens verdeutlichte Adam und Eva: »Es ist euch noch mehr Güte verheißen. Wenn ihr darauf vertraut, dass Gott euch versorgen wird und seinem Wort gehorcht, werdet ihr von meinen Früchten essen und ein Leben genießen, das noch besser als euer jetziges ist.«

Zum anderen stand in der Mitte des Gartens auch der Baum der Erkenntnis von Gut und Böse (vgl. 1 Mose 2,9). Wir sind vielleicht geneigt zu denken, der Baum hätte böse ausgesehen, er hätte seine knorrigen Äste bedrohlich gen Himmel gereckt und eine finstere Aura von sich gegeben. Doch da war nichts inhärent Abstoßendes oder Giftiges an ihm. Was den Unterschied machte, war allein das, was Gott über ihn gesagt hatte:

1 Mose 2,16–17 Und Gott der HERR gebot dem Menschen und sprach: Du darfst essen von allen Bäumen im Garten, aber von dem Baum der Erkenntnis des Guten und Bösen sollst du nicht essen; denn an dem Tage, da du von ihm isst, musst du des Todes sterben.

Was für eine eindeutige Wahl – ein Baum, der das Leben verheißt, und ein anderer, der mit dem Tode droht. Gottes Absicht war es, dass Adam und Eva ihm bezüglich des Baumes vertrauen und gehorchen sollten, nicht weil sie einen Unterschied zwischen dem verbotenen und allen anderen Bäumen ausmachen konnten, sondern weil er ihnen als ihr Vater geboten hatte, ihm zu vertrauen und zu gehorchen. »Er war nicht verboten, weil er böse war; er war böse, weil er verboten war.«[14] Vom Baum der Erkenntnis von Gut und Böse zu essen, würde es nicht nur ermöglichen, Gut und Böse unterscheiden zu können. Von ihm zu essen, würde bedeuten, sich selbst und nicht Gott das Recht zuzusprechen, darüber zu bestimmen, was gut und was böse ist. Dieses Verbot war im Grunde ein Aufruf zum Glauben, ein Aufruf dazu, Gott Gott sein zu lassen und nicht zu versuchen, seine Macht an sich zu reißen. Während der Baum des Lebens eine Belohnung für die Treue verkörperte, repräsentierte dieser die Prüfung der Treue.

VON EINEM BAUM IM GARTEN GEPRÜFT

1. Mose 2,15 sagt uns: »Und Gott der HERR nahm den Menschen und setzte ihn in den Garten Eden, dass er ihn bebaute und bewahrte.« Um es mit anderen Worten zu sagen: Adam war nicht einfach nur der Gärtner des Gartens, er sollte auch sein Beschützer sein. Als die böse Schlange sich dem Baum des Gerichts näherte, hätte Adam den Garten bewachen und der Schlange den Kopf zertreten sollen.

Er hätte die Rebellion im Keim ersticken, nicht sich ihr anschließen sollen. Die Schlange war listig, aber nicht weise. Wäre sie weise gewesen, dann hätte sie sich von dem Baum ferngehalten, der zeigt, dass Böses böse ist. Stattdessen lenkte sie Evas Aufmerksamkeit, nachdem sie zu ihr gekrochen war, umgehend auf diesen Baum des Gerichts. Anstatt sich vom verbotenen Baum fernzuhalten, kam Eva ihm nahe, um ihn zu untersuchen. Sie konnte nichts am Baum ausmachen, was ihr gefährlich oder unappetitlich erschien. Seine Früchte sahen köstlich aus. Das Verbot ergab für sie keinen Sinn. So ist es vielen von uns schon ergangen. Es macht uns nichts aus, Gott zu gehorchen, solange seine Gebote für uns Sinn ergeben. Sobald wir aber den Schaden, das Problem mit dem, was Gott verboten hat, nicht sehen können und es uns stattdessen als erstrebenswert erscheint, fällt es uns leicht, zu tun, was wir wollen, und nach dem zu greifen, von dem wir glauben, dass wir es brauchen. Gott hatte den Baum als Prüfung in den Garten gepflanzt, die es Adam und Eva ermöglichen sollte, echten Glauben und Gehorsam zu beweisen.[15] Als aber die Schlange kam, hegte sie ihre eigenen Absichten für den Baum. Sie machte ihn zu einer Falle und einer Versuchung und sich selbst zum Richter über Gottes Güte, Großzügigkeit und Integrität, indem sie zur Frau sprach: »Ja, sollte Gott gesagt haben: Ihr sollt nicht essen von allen Bäumen im Garten?« (1 Mose 3,1).

Wir können beinahe den Tonfall ihrer Stimme hören und den Ausdruck auf ihrem schuppigen Schlangengesicht sehen, als sie nicht nur versuchte, Gottes Worte zu verdrehen, sondern auch seinen Charakter als überzogen restriktiv zu verleumden. Gott hatte Adam und Eva gesagt, sie dürften von jedem Baum im Garten essen – mit einer Ausnahme. Eva aber ließ sich von der Schlange einflüstern, dass Gott kleinlich gehandelt hätte. Dies veranlasst uns zu fragen, ob Eva vielleicht zuvor schon einen Groll gegen dieses eine Verbot gehegt hatte. Sie erwies sich sofort als bereitwillige Gehilfin der Schlange, indem sie Gottes Güte herunterspielte und das eine Verbot noch weiter aufbauschte: »Wir essen von den Früchten der Bäume im Garten; aber von den Früchten des Baumes mitten im Garten hat Gott gesagt: Esset nicht davon, rühret sie auch nicht an, dass ihr nicht sterbet!« (1 Mose 3,2–3).

Hierbei unterschlug sie das »von allen« der göttlichen Versorgung und fügte dem Verbot ein »rühret sie auch nicht an« hinzu. Vielleicht durch Evas Empfänglichkeit bestärkt, entschloss die Schlange sich, mit noch härteren Bandagen zu kämpfen und sagte ihr, Gottes Drohung wäre schlichtweg falsch: »Ihr werdet keineswegs des Todes sterben« (1 Mose 3,4). Die Schlange behauptete nicht nur, Gott hätte sie angelogen. Sie unterstellte Gott auch, ihr etwas vorzuenthalten. »Gott weiß: an dem Tage, da ihr davon esst, werden eure Augen aufgetan, und ihr werdet sein wie Gott und wissen, was gut und böse ist« (1 Mose 3,5).

Dem wohnte ein Fünkchen Wahrheit inne. Äßen sie vom Baum, würden sie Gut und Böse erkennen. Das Böse würde ein Teil von ihnen werden und das Gute zu einer Erinnerung verkommen. Natürlich hätten sich Adam und Eva das Wissen um Gut und Böse auch am Baum aneignen können, ohne von seiner Frucht zu essen. Unter den Ästen des Baumes der Erkenntnis von Gut und Böse hätten sie die ihnen von Gott durch sein Wort gegebene Weisheit nutzen können, die Lügen der Schlange und die Rebellion gegen Gott für böse zu befinden, während sie an Gottes Güte festhielten.[16] Hätten sie dies getan, wäre es ihnen erlaubt gewesen, sich am Baum des Lebens satt zu essen und in ein himmlisches Leben ohne jegliche Todeserfahrung einzutreten. Doch anstatt Gottes Wort über den Baum zu vertrauen, hörte Eva auf die Lügen der Schlange, die ganz anders waren als das, was Gott gesagt hatte. Und als sie ihnen Gehör schenkte, begann sie den Baum mit anderen Augen zu sehen.

Auch seine Früchte wirkten nun anders auf sie. Sie zu kosten, ergab einen Sinn, denn sie erschienen ihr als »gut zu essen«. Der Baum sprach ihre Sinne an, er war »eine Lust für die Augen«. Auch ihr Selbstsinn wurde gereizt, er war »verlockend, weil er klug machte« (1 Mose 3,6). Wer wäre nicht gern klug? Eva begann, über die Weisheit nachzudenken, die sie erlangen würde, wenn sie sich Gott widersetzte, statt ihn zu fürchten; und schon bald erschienen ihr die Worte der Schlange glaubwürdiger als das Wort Gottes. Es gelang der Schlange, Eva zu verführen. Sie sah den Baum nicht länger als Quelle eines sicheren Todes. Jetzt sah sie ihn als Quelle eines glücklichen

Lebens. »Und sie nahm von seiner Frucht und aß und gab ihrem Mann, der bei ihr war, auch davon und er aß« (1 Mose 3,6). Eva hatte nach dem »guten Leben« gesucht. Doch anstatt darauf zu warten, es von dem Einzigen zu empfangen, der es wahrhaftig hätte bereitstellen können, griff sie selbst danach. Zumindest dachte sie das.

Was so einfach und natürlich klingt, hatte in Wahrheit kosmische und verheerende Auswirkungen. Sünde ist immer rücksichtslos und töricht. Bei Tageslicht ergibt sie niemals Sinn. Immer nimmt sie uns etwas und gibt uns nichts. Sie zerstört, sie erschafft nicht. Oh, wie sehr wünschen wir uns doch, Eva hätte sehen können, wie dieser eine Bissen den Segen gegen den Fluch, die Wahrheit gegen die Lüge, das Leben gegen den Tod und Gott als ihren Herrn gegen Satan als ihren Sklaventreiber eintauschen würde. Was für ein schrecklicher Tausch. Aber natürlich tätigen wir dieselben Tausche. Auch wir tauschen Gottes Verheißung eines wahrlich erfüllenden Lebens gegen den Griff nach etwas ein, von dem wir denken, es würde uns glücklich machen – nur um dann festzustellen, dass uns die verbotenen Früchte schwer im Magen liegen. Adam und Eva sind nicht der einzige Grund dafür, dass du und ich nicht das Leben haben, das wir uns wünschen. Auch unser Verlangen, uns auf Gottes Thron zu setzen und selbst entscheiden zu wollen, was gut und was böse ist, trägt Schuld daran. Wir hegen Groll gegen andere, halten uns selbst für fähig, zu entscheiden, wem Vergebung zusteht und wem nicht. Wir denken, unsere Kälte gibt unseren Mitmenschen, was sie verdienen, wenn es eigentlich unsere Verbitterung ist, die uns selbst Leben raubt. Wir schlafen mit jemandem, mit dem wir nicht verheiratet sind, auf der Suche nach der Intimität, nach der wir uns sehnen, und müssen doch erkennen, dass illegitime Intimität ohne die lebenslange Sicherheit, die Gott vorgibt, nicht ausreicht. Die Intensität flüchtigen Vergnügens wird von der Intensität anhaltender Scham und Reue übertrumpft. Wir werden von Ängsten um unsere Leben und Lieben verzehrt, weil wir uns nicht sicher sind, ob Gott das Richtige zur richtigen Zeit tut. Auf all diese und noch viele weitere Arten und Weisen setzen wir uns auf Gottes Thron und entscheiden selbst für uns, was uns gut und was uns böse erscheint.

KEIN ZUGANG ZUM BAUM IM GARTEN EDEN MEHR

Nachdem Adam und Eva vom Baum im Garten Eden gegessen hatten, erinnerten sie sich daran, dass Gott gesagt hatte, »an dem Tage, da du von ihm isst, musst du des Todes sterben«. Dieser Tag war heute. Körperlich starben sie nicht, zumindest noch nicht. (Eines Tages würde auch auf sie ein irdisches Grab warten.) Sie starben aber geistlich.[17] Von nun an sollte ihr Leben nicht mehr von Segen, Offenheit und Intimität, sondern von Fluch, Verstecken und Tod gekennzeichnet sein.

1 Mose 3,22–24 Und Gott der HERR sprach: Siehe, der Mensch ist geworden wie unsereiner und weiß, was gut und böse ist. Nun aber, dass er nur nicht ausstrecke seine Hand und nehme auch von dem Baum des Lebens und esse und lebe ewiglich! Da wies ihn Gott der HERR aus dem Garten Eden, dass er die Erde bebaute, von der er genommen war. Und er trieb den Menschen hinaus und ließ lagern vor dem Garten Eden die Cherubim mit dem flammenden, blitzenden Schwert, zu bewachen den Weg zu dem Baum des Lebens.

Der Weg zum Baum des Lebens wurde versperrt und von zwei Engeln mit Schwertern bewacht – in Erwartung des Nachkommen der Frau; des Kommens des zweiten Adams; des Einen, der durch das flammende Schwert des Gerichtes Gottes hindurchschreiten und dadurch wieder einen Weg zum Baum des Lebens bahnen würde. Im Laufe der folgenden Jahrhunderte erinnerte sich das Volk Gottes daran, was es verloren hatte, selbst als es darauf wartete, dass der Weg zum Baum des Lebens wieder geöffnet werden würde. Die Menschen erhielten eine Richtungsweisung, als Mose vor ihnen stand und sie sich darauf vorbereiteten, in ein von Gott verheißenes Land zu ziehen, das wie ein neues Eden klang. So wie Adam und Eva die Wahl zwischen Leben und Tod, zwischen Fluch und Segen gegeben wurde, so stand auch Israel in Kanaan vor der Wahl zwischen Leben und Tod, Fluch und Segen. Mose sprach: »Ich nehme Himmel und Erde heute über euch zu Zeugen: Ich habe euch Leben und Tod, Segen und Fluch vorgelegt, dass du das Leben erwählst und am Leben bleibst, du und deine Nachkommen« (5 Mose 30,19).

Zusammen mit dieser Ermutigung wurde Israel ein Abbild als Teil ihres alltäglichen Lebens gegeben, das ihnen zeigen sollte, dass Gottes Volk einst zum Baum des Lebens zurückfinden würde. Gott gab Israel die Stiftshütte und Priester, um das Volk in der Gegenwart Gottes zu repräsentieren. Wenn der Hohepriester das Heilige in der Stiftshütte betrat und vor dem Leuchter stand, wurde er an die Lebensfülle erinnert, die mit dem Sündenfall verloren gegangen war. Der Leuchter war einem Baum nachempfunden, einem goldenen Mandelbaum mit Knospen, Mandelblüten und Früchten. Er war ein Abbild des Baumes des Lebens. Gott gab seinem Volk zudem Lieder zu singen. Wenn das Volk Gottes den ersten Psalm über einen Menschen sang, der »ist wie ein Baum, gepflanzt an den Wasserbächen, der seine Frucht bringt zu seiner Zeit, und seine Blätter verwelken nicht« (V. 3), wurden ihre Gedanken zum Baum des Lebens im Garten gelenkt. Das Singen des Liedes pflanzte in ihnen das Verlangen nach einem derartigen Leben ein.

Salomo schreibt in den Sprüchen über jemanden, der Weisheit findet. Dabei personifiziert er die Weisheit: »Langes Leben ist in ihrer rechten Hand, in ihrer Linken ist Reichtum und Ehre. … Sie ist ein Baum des Lebens allen, die sie ergreifen, und glücklich sind, die sie festhalten« (Spr 3,16.18). Es scheint, als hätte Salomo das Volk Gottes daran erinnern wollen, dass noch immer die Möglichkeit bestand, der Früchte des Baumes habhaft zu werden und von ihrem Leben und Segen zu profitieren.

Auch die Propheten drückten ihre Sehnsucht aus nach Zugang zu diesem Baum, der einem vor Sünde kranken Volk Leben und Gedeihen bringen sollte. Jeremia, einer dieser Propheten, beschrieb diesen Wunsch für sein Volk als einen Baum, der nur in Gilead, einem Gebiet jenseits des Jordans, wächst. Das Harz dieses Baumes war für seine heilenden Eigenschaften bekannt und wurde zu einem Balsam verarbeitet, der reinigen, beruhigen und heilen sollte. Weil dieser Baum nur in Gilead wuchs, war der Balsam wertvoll und teuer. An anderer Stelle schreibt Jesaja über das Volk Gottes: »Von der Fußsohle bis zum Haupt ist nichts Gesundes an ihm, sondern Beulen und Striemen und frische Wunden, die nicht gereinigt noch verbunden noch mit Öl gelindert sind« (Jes 1,6). Natürlich spricht er von geistlichen, von der Sünde selbst zugefügten, und nicht von körperlichen Wunden. Jeremia wollte nicht wahrhaben, dass kein Heilmittel verfügbar war:

Jer 8,21–22

Mich jammert von Herzen, dass die Tochter meines Volks so zerschlagen ist; ich gräme und entsetze mich. Ist denn keine Salbe in Gilead oder ist kein Arzt da? Warum ist denn die Tochter meines Volks nicht geheilt?

Als er fragte, »Ist denn keine Salbe in Gilead?«, verschaffte er seinem Verlangen nach dem Leben und der Heilung Ausdruck, die Gott seinem Volk versprochen hatte. Natürlich würde dieses Leben, diese Heilung, nicht von einem Baum aus Gilead kommen. Sie würde von einem Baum auf Golgatha kommen.

UNTER EINEM BAUM IM GARTEN VON GETHSEMANE GEPRÜFT

Als Adam und Eva bezüglich eines Baumes geprüft wurden, erfolgte die Prüfung in einem hellen und sonnigen Garten, der alle ihre Bedürfnisse befriedigt hatte. Als Jesus, der zweite Adam, bezüglich eines Baumes geprüft wurde, erfolgte die Prüfung in der Dunkelheit des Gartens von Gethsemane. An diesem Baum des Gerichts war nichts Begehrenswertes. Hätte es einen anderen Weg gegeben, so hätte er nicht von seiner Frucht essen wollen. Und doch war es diese Frucht, die sein Vater ihn essen lassen wollte.

Der Apostel Petrus berichtet uns, dass er »unsre Sünden selbst hinaufgetragen hat an seinem Leibe auf das Holz« (1 Petr 2,24). Wenn Paulus von der Kreuzigung spricht, sagt er: »[A]ls sie alles vollendet hatten, was von ihm geschrieben steht, nahmen sie ihn von dem Holz und legten ihn in ein Grab« (Apg 13,29).

Den israelitischen Zeitgenossen der beiden Apostel muss die Stelle aus 5. Mose 21,22–23 vertraut gewesen sein, die sagt:

> Wenn jemand eine Sünde getan hat, die des Todes würdig ist, und wird getötet und du hängst ihn an ein Holz, so soll sein Leichnam nicht über Nacht an dem Holz bleiben, sondern du sollst ihn am selben Tage begraben – denn ein Aufgehängter ist verflucht bei Gott.

Den Körper eines Verbrechers ans Holz zu hängen, war das Zeichen dafür, dass der Straftäter, nachdem der die Strafe des Volkes über sich ergehen lassen musste, nun unter dem Fluch Gottes stand.

Darum nennen Petrus und Paulus das Kreuz ein Holz. Als Jesus durch die Hände böser Menschen gekreuzigt wurde, war er nicht einfach nur Opfer eines menschlichen Justizirrtums, Jesus stand unter dem Fluch Gottes. »Aber dem HERRN gefiel es, ihn zu zerschlagen; er ließ ihn leiden« (Jes 53,10 SLT). An diesem Tag wurde die Sünde, die an einem Holz, dem Baum in Eden, ihren Anfang genommen hatte, an einem anderen Holz, dem Kreuz von Golgatha, hinweggetan.

Eines müssen wir über dieses Holz, diesen zweiten Baum, wissen: Ich hätte es verdient, an diesem Baum zu hängen. Du hättest es verdient, an diesem Baum zu hängen. Doch die Gute Nachricht des Evangeliums lautet: »[E]r hat den, der von keiner Sünde wusste, für uns zur Sünde gemacht, auf dass wir in ihm die Gerechtigkeit würden, die vor Gott gilt« (2 Kor 5,21). An diesem Baum nahm Christus die Gänze des Zornes Gottes auf sich, damit du und ich die Gänze des Segens Gottes erfahren dürfen. Der Baum des Gerichts ist uns ein Baum des Lebens geworden. Oh, wie loben wir diesen verfluchten Baum! Wenn wir vor diesen Baum kommen und seine Frucht ergreifen, verändert sich die Geschichte unseres Lebens komplett.

VOM BAUM IM BESSEREN GARTEN GEHEILT

Alle diejenigen, die der Versuchung widerstehen, das Leben woanders als in Jesus zu suchen, können sicher sein, dass es in Zukunft noch einen anderen Baum geben wird – weil Jesus an unserer Stelle am verfluchten Baum hing. Von diesem Baum lesen wir in der Offenbarung des Johannes, Kapitel 22, dem letzten Kapitel des letzten Buches der Bibel:

Offb 22,1-3 Und [der Engel] zeigte mir einen Strom lebendigen Wassers, klar wie Kristall, der ausgeht von dem Thron Gottes und des Lammes, mitten auf ihrer Straße und auf beiden Seiten des Stromes Bäume des Lebens, die tragen zwölfmal Früchte, jeden Monat bringen sie ihre Frucht, und die Blätter der Bäume dienen zur Heilung der Völker. Und es wird nichts Verfluchtes mehr sein. Und der Thron Gottes und des Lammes wird in der Stadt sein, und seine Knechte werden ihm dienen.

Die von Johannes beschriebene Szenerie ruft dem Leser Kernelemente des Garten Eden ins Gedächtnis: den Baum wie auch den Fluss des Lebens, welcher gemäß 1. Mose 2,10 aus Eden herausfloss. In diesem neuen Eden trinken nicht nur alle, deren Sünde am Baum zu Golgatha getilgt wurde, nach Belieben vom Fluss des Lebens, sie essen auch vom Baum des Lebens, soviel sie möchten. Schauen wir genauer hin, können wir nicht anders, als zu sehen, dass niemand anderes als Christus selbst dieser Leben spendende, immer nährende, heilende Baum ist.[18] »In ihm war das Leben«, schreibt Johannes (Joh 1,4). Dies war gewissermaßen die Bedeutung dessen, was Jesus meinte, als er zur Zeit seines irdischen Dienstes sprach:

Joh 6,53-54 Wahrlich, wahrlich, ich sage euch: Wenn ihr nicht esst das Fleisch des Menschensohns und trinkt sein Blut, so habt ihr kein Leben in euch. Wer mein Fleisch isst und mein Blut trinkt, der hat das ewige Leben, und ich werde ihn am Jüngsten Tage auferwecken.

Jesus sagte, dass wir uns von seinem Sühnetod als unserem Leben ernähren müssen. Wir müssen uns als von ihm abgetrennt, als für immer verflucht und zum ewigen Tod bestimmt sehen, wenn wir nicht durch seinen Tod an diesem Baum mit ihm verbunden werden. Das von Gott verbotene Nehmen und Essen führte zum Gericht über Adam und Eva, doch das Nehmen und Essen der Versorgung Gottes in Christus führt alle, die von der Frucht des Kreuzes Christi kosten, zur Erlösung.

Offenbarung 22 zeigt, dass der Baum des Lebens auf herrliche Weise in der Mitte des besseren, zukünftigen Gartens gepflanzt sein wird. Ein Garten, der schöner, reicher und großartiger als Eden sein wird. In Eden trugen die Bäume zu gegebener Zeit ihre Früchte – das heißt, einmal im Jahr. Im neuen und besseren Eden wird der Baum des Lebens hingegen jeden Monat neu seine Früchte hervorbringen. In Eden wuchs der Baum des Lebens in der Mitte des Gartens, im neuen Eden wird er auf beiden Seiten des Flusses wachsen. Er scheint sich vermehrt und ausgedehnt zu haben, mit Zugang für jedermann. Alle sind dazu eingeladen, sich an ihm satt zu essen. Und nicht nur die Früchte werden uns sättigen, auch die Blätter werden uns heilen. In der Tat werden sie alles heilen. All die Narben der Sünde werden geheilt werden. Alle von harten Worten geschlagenen Wunden, jede Infektion zynischer Haltung, die Krebsgeschwüre des Rassismus – sie alle werden geheilt werden. Emotionale Narben des Missbrauchs, durch Scheidung verursachte Beziehungsbrüche, durch Stolz beschworener gesellschaftlicher Unfriede, durch Gier getriebene staatliche Korruption – alles wird geheilt werden.

Wenn diese Heilung vollzogen wird, wenn jede krank machende Sünde hinweggetan wird, wird da nie wieder etwas sein, das unser neues, zur Gänze erfülltes Leben stören oder mindern wird. Wir werden das Leben innehaben, nach dem es Eva verlangte und welches sie sich törichterweise selbst aneignen wollte. Es wird uns nicht durch unser eigenes Bemühen zu eigen werden, sondern durch das Vertrauen, das wir schon heute auf Jesus Christus setzen – unser Vertrauen, dass wahres Leben nur durch ihn kommt.

Glaubst du wirklich, dass das »gute Leben« nur durch ihn kommt? Paulus tat dies, als er schrieb: »Denn Christus ist mein Leben, und Sterben ist mein Gewinn« (Phil 1,21). Das Leben wird nicht dadurch ausgemacht, ob man verheiratet ist oder eine glückliche Ehe führt. Christus ist das Leben. Leben bedeutet nicht, gesunde, erfolgreiche oder sogar gottesfürchtige Kinder zu haben und großzuziehen. Christus ist das Leben. Das Leben wird nicht wertvoll durch eine bestimmte Figur oder einen Gesundheitszustand, ein Haus in einer bestimmten Gegend, einen besonderen Job oder Status. Christus ist das Leben. Die meisten von uns müssen heute und morgen erneut davon überzeugt werden, sind wir doch so sehr in eine Welt verwurzelt, die uns das Gegenteil vermitteln möchte. Die erneute Überzeugung findet statt, wenn wir vom Baum des Lebens essen, indem wir heute Christus und sein Wort in uns aufnehmen. Und morgen wieder, und auch übermorgen ...

Kürzlich postete mein Freund Eric Brown ein Bild seiner Frau Ruth, wie sie ihren drei in Pearls Krankenhausbett eingekuschelten Kindern ein Buch vorliest. Die Botschaft darunter lautete:

> Heute Morgen war ich mit einem Freund extravagant frühstücken und habe ihm vom letzten Mal erzählt, an dem wir vergleichbar ausgefallen essen waren. Der Küchenchef brachte Ruth und mir Teller um Teller und jedes Mal sagte der Kellner, es sei ein »Gruß aus der Küche«. ... Mein Freund unterbrach mich in meiner Erzählung und sagte vorsichtig:

»Grüße aus der Küche? Ist dir klar, dass alle Dinge, die dir in deinem Leben in den letzten Jahren passiert sind, Grüße aus der Küche waren? Für mich – aus der Vogelperspektive auf dein Leben – war jede Einzelheit ein Gruß aus der Küche. Verstehst du das?« Und es stimmt, der Herr ist zweifelsohne gut zu meiner Familie gewesen. Immer wieder, auf Arten, die ich in letzter Zeit kaum bedacht habe, serviert er uns Gang um Gang als Gruß aus der Küche. Nicht nur mit Pearl – oder mit Vandy, dem Haus, dieser Karriere oder diesen Freunden. Diese Dinge sind ein Teil davon, aber nicht die Hauptsache. Es ist vor allem die Freude, die zurückkommt. Es ist der Friede, den er gibt, wenn das Vertrauen, das er schenkt, die Hoffnung bewirkt, die Stärke verleiht.

Ich weiß nicht, wie lange Pearl sich noch an ihr Leben klammern kann, das ihr von dem geschenkt wurde, der Leben gibt. Aber ich weiß, dass Eric, Ruth, Abby, Brennan und Pearl ihr Zuhause unter dem Baum des Lebens gefunden haben. Und sie warten nicht bis zum nächsten Leben, um die Heilung seiner Blätter zu erfahren. Sie leben jetzt das »gute Leben«, weil sie das Festessen in Christus genießen. Sicher ist es nicht das Leben, das sie erwartet, und sicher nicht das Leben, das sie sich ausgesucht hätten, aber es ist gut oder, wie Eric schreibt, »doppelt gut«. Es ist wegen Christi heilender Kraft gut, die ihr Leben und ihre Perspektive verändert und ihnen Freude und Frieden schenkt. Es ist wegen der vollkommenen Heilung gut, die ihnen versprochen ist. Völlige Heilung. Umfassende Heilung. Bleibende Heilung. Für immer geheilt und vollkommen. Das Leben, nach dem wir uns alle sehnen.

Dort auf Golgatha stand
Einst ein alt' rauhes Kreuz
Stets ein Sinnbild von Leiden und Weh.
Doch ich liebe das Kreuz
Denn dort hing einst der Herr
Und in ihm ich das Gotteslamm seh.

Schätzen werd ich das alt' rauhe Kreuz
Bis ich Jesum erblick auf dem Thron.
Ich will halten mich fest an dem Kreuz
Einst erhalt ich dafür eine Kron.

Dieses alt' raue Kreuz
Von der Welt so verhöhnt
Zieht mich wunderbar mächtiglich an.
Hat doch dort Gottes Lamm
Das vom Thron zu uns kam
Für uns Sünder Genüge getan.

Schätzen werd ich das alt' raue Kreuz
Bis ich Jesum erblick auf dem Thron.
Ich will halten mich fest an dem Kreuz
Einst erhalt ich dafür eine Kron.[19]

Während dieses Buch lektoriert wurde, ging Pearl Joy Brown in die Herrlichkeit ihres Herrn ein. Ich hatte das Privileg, auf ihrer Beerdigung zu sprechen, und wählte folgende Worte: »Was unseren trauernden Herzen tiefen Frieden bringt, ist nicht nur, dass Pearl jetzt an einem besseren Ort ist, sondern auch, dass der Tag kommt, an dem Jesus wiederkommen wird. Pearls Seele wird bei ihm sein. Er wird Pearls Körper aus dem Grab rufen. Sie wird völlig Pearl sein, aber eine leuchtende, vorher nicht gekannte Herrlichkeit haben. Ihre Seele wird mit ihrem Körper wiedervereint werden, einem verherrlichten Körper, gemacht für eine Ewigkeit mit Christus auf einer verherrlichten, neuen Erde.«

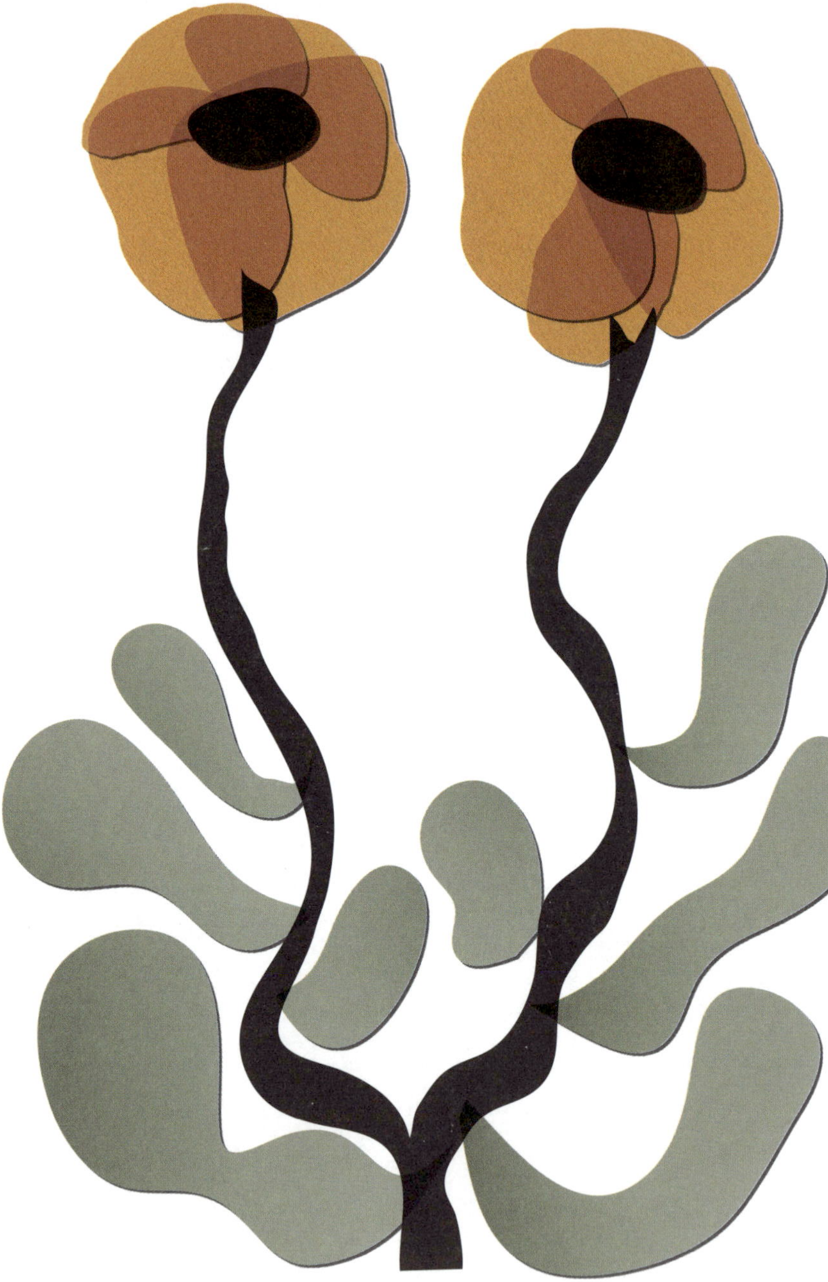

Das Ebenbild

Möchte man heutzutage jemandem erzählen, wer man ist, sollte man sich darauf verstehen, es mit weniger als 160 Buchstaben auszudrücken. Das nämlich ist der Platz, der einem auf X für seine Profilbeschreibung zur Verfügung steht. Auf Instagram bekommt man sogar nur 150 Zeichen. Wie drückt man nun mit 150 oder 160 Buchstaben aus, was einen im Kern ausmacht? Manche Leute – sogar tote oder erfundene – haben interessante Lösungen hierfür gefunden. Albert Einstein hat einen X Account, oder besser gesagt, jemand hat einen für ihn erstellt.[20] Wie nicht anders zu erwarten, ist sein Nutzername @emc2 und er stellt sich folgendermaßen vor: »Ehemaliges Genie, jetzt Cartoon-artiges Symbol für das Wort ›schlau‹ in Sanitär- oder Gebrauchtwagenwerbungen.« Auch Darth Vader hat einen X Account, sein Nutzername ist @darkside. Er stellt sich der Xsphäre als »Community Manager für Sith Lord, aber Tweets meine eigenen. Asthmatiker. Vater von zwei ungestümen Jedi« vor. Der Name seiner

Webseite? WhoIsYourDaddy.com. Mein persönlicher Favorit? Der »ängstliche Löwe«. Dieser sagt über sich selbst: »Vormaliger König des Dschungels, jetzt Personal Life Coach und Autor der Mutfalle. Hilft dir, deinen inneren Löwen™ zu entdecken. Mag: Mohnblumen, gute Hexen, Toto. Mag nicht: Fliegende Affen, Besen.«

Wie sieht es bei dir aus? Was sagst du darüber, wer du bist und was du tust, wenn du dich in Person oder online vorstellst? Was sagt das über dein Selbstbild oder die Basis deiner Identität aus? Haben wir nicht alle mit unserem Identitätsgefühl zu kämpfen? (Oder geht es nur mir so?) Eine Freundin von mir, Mitte fünfzig, durchlebt gerade eine Identitätskrise und versucht herauszufinden, wer sie sein und was sie werden möchte, wenn sie einmal erwachsen ist. Sie gehört zu den großartigsten Menschen, die ich kenne – gottesfürchtig, schön, mit toller Ausstrahlung und für jeden Spaß zu haben. Zudem hat sie durch die Art und Weise, wie sie sich für ihre Kinder, die Kinder ihrer Freunde und Bedürftige in ihrem Umfeld aufgeopfert und einer bestimmten Sache ihre Glaubwürdigkeit, Leidenschaft und einen großen Teil ihres Geldes gewidmet hat, viel erreicht. All das aus ihrer Liebe zu Christus heraus. Doch wie schreibt man solche Sachen in einen Lebenslauf oder eine Profilbeschreibung in den sozialen Medien? So etwas führt leicht dazu, dass wir uns wie ein Niemand fühlen können. Oh, wie sehr wir doch jemand sein wollen. Ich habe aber auch Freundinnen, hinter deren Namen eine ganze Reihe von Titeln und Errungenschaften stehen und die trotzdem noch mit ihrem Identitätssinn kämpfen, mit dem, was ihre Selbstwahrnehmung ausmacht. Manchmal merken wir gar nicht, wie sehr wir uns über bestimmte Beziehungen oder Rollen definieren, bis uns diese genommen werden und wir vor einer handfesten Identitätskrise stehen. Wie sollen wir uns also sehen? Und wie können wir ein festes Fundament für unsere Identität finden, ohne mit einem zerbrechlichen oder verdrehten Identitätssinn haltlos herumzuirren?

Was uns als Eckstein unseres Selbstverständnisses dienen soll, findet sich im ersten Kapitel des ersten Buches der Bibel. In 1. Mose 1,26 spricht Gott: »Lasset uns Menschen machen, ein Bild, das uns gleich sei.« Liest man den Schöpfungsbericht in 1. Mose, wird zuerst von einer Reihe von Dingen gesprochen, die Gott ins Dasein spricht und für »gut« befindet. Dann ändert sich die Ausdrucksweise. Es heißt nicht: »Es werde Mensch«, sondern: »Lasset uns Menschen machen.« Er spricht den Menschen nicht einfach nur in die Existenz, sondern der gesamte dreieinige Gott bringt sich persönlich mit ein. Alle Tiere wurden »nach ihrer Art« gemacht, doch diese besondere Schöpfung, der Mensch, wird nach Gottes Art geschaffen. Offensichtlich wollte Gott ein Wesen schaffen, das ihm so ähnlich ist, wie es eine Kreatur nur sein kann. Er wollte einen ihm gleichgestalteten Sohn, ja sogar ein ihm gleichgestaltetes Volk haben. (Im Übrigen ist das immer noch seine Absicht, von der er sich nicht abbringen lässt.)

Auf welche Art war dieses Wesen aber in seinem Ebenbild geschaffen? Diese Frage lässt sich auf mehrere Arten beantworten. Manche stammen aus anderen Abschnitten der Bibel, die über die Schöpfung des Menschen nachsinnen. In Epheser 4,24 beschreibt Paulus die Neuschöpfung im Ebenbild Gottes »in wahrer Gerechtigkeit und Heiligkeit«. Das zeigt uns, dass mit der Ebenbildlichkeit ein ethischer oder moralischer Aspekt einhergeht. Gottes Ebenbild zu sein, bedeutet, das zu tun, was Gott tut – und Gott tut immer das Richtige. Paulus spricht auch von der Erneuerung »zur Erkenntnis nach dem Ebenbild dessen, der ihn geschaffen hat« (Kol 3,10). Somit ist auch der Verstand ein Teil der Gottesebenbildlichkeit. Gott ebenbildlich zu sein heißt, wie er zu denken und zu wissen, was wahr ist.

Auch der Psalmist schenkt uns eine Antwort auf die Frage nach der Bedeutung der Gottesebenbildlichkeit: »Du hast ihn ein wenig niedriger gemacht als die Engel; mit Herrlichkeit und Ehre hast du ihn gekrönt. Du hast ihn zum Herrscher über die Werke deiner Hände gemacht; alles hast du unter seine Füße gelegt« (Ps 8,6–7 SLT). Der Mensch ist »mit Herrlichkeit und Ehre ... gekrönt«. Wer im Ebenbild Gottes geschaffen ist, ist ein Königskind. Adam sollte als Statthalter des großen Königs in Gottes heiligem Reich herrschen und Macht ausüben. Wenn wir zurück in 1. Mose schauen, finden wir dort das Gleiche wie in Psalm 8 zum Ausdruck gebracht: Die Aufgabe, sich die Erde untertan zu machen, scheint von der Gottesebenbildlichkeit herzurühren. Wir lesen:

1 Mose 1,26

> Und Gott sprach: Lasset uns Menschen machen, ein Bild, das uns gleich sei, die da herrschen über die Fische im Meer und über die Vögel unter dem Himmel und über das Vieh und über die ganze Erde und über alles Gewürm, das auf Erden kriecht.

Abbild und Ebenbildlichkeit scheinen mit der Ausübung von Herrschaft, der Herrschaft über etwas Bestimmtes, verbunden zu sein. Der im Ebenbild Gottes geschaffene Mensch soll über die Fische im Meer, die Vögel unter dem Himmel und alles Gewürm, das auf der Erde kriecht, herrschen. (Sieht so aus, als sollte Adam ein Auge auf Kriechtiere haben. Außerdem sollte er zusehen, dass er Herr über sie bleibt, statt sich von ihnen beherrschen zu lassen.)

Wie wirkte sich Adams Gottesebenbildlichkeit nun auf sein Selbstverständnis aus? Hätte ihn jemand von uns im Garten Eden getroffen und seine Hand geschüttelt, dann hätte er sich vielleicht folgendermaßen vorgestellt:

Hi, mein Name ist Adam, das bedeutet »Erde« und sagt dir, wo ich herkomme. Gott, der große König, hat mich aus Staub geformt, den er vom Erdboden genommen hatte. Dann hat er mir mit seinem göttlichen Atem Leben eingehaucht. Stell dir mal vor, Gott nimmt etwas so Gewöhnliches wie Staub und gibt ihm dann sein eigenes, herrliches Leben! Gott, der König über alles, hat mich zu seinem königlichen Stellvertreter in seinem heiligen Reich gemacht. Ich bin sein Vizekönig im Königreich von Eden. Aber man könnte auch sagen, dass ich der Priester im Tempel von Eden bin. Ich arbeite hier als Gärtner und Wächter. Sollte sich irgendetwas Böses oder Unreines in den Garten schleichen, ist es meine Aufgabe, es zu töten. Und wenn sich eine Revolte im Garten erheben sollte, liegt es an mir, sie niederzuschlagen. Meine Verantwortung ist es, Herrschaft in Gottes Namen auszuüben. Das heißt, dass ich so herrschen soll wie er. Er hat Ordnung in die Formlosigkeit seiner Schöpfung gebracht und mir obliegt es, in diesem Garten Ordnung zu schaffen und seine Grenzen über die Wildnis dort draußen hinaus auszuweiten. Er hat Tag und Nacht, Land und Meer benannt und meine Aufgabe ist es jetzt, das Vieh, die Vögel und die Tiere des Feldes zu benennen. (Ich arbeite mich gerade durch das Alphabet und bin im Moment bei Biber, Bisam und Behemoth.)

Ich weiß, was du jetzt denkst: Ich werde mich vermehren müssen, um die ganze Arbeit bewältigen zu können. Nun ja, das ist auch Teil meiner Aufgabe. Gott hat mir hierfür eine Gehilfin zur Seite gestellt: die Frau. Sie ist ebenfalls im Ebenbild Gottes geschaffen und damit auch von königlichem Geblüt. Zusammen werden wir fruchtbar sein und uns mehren. Wir werden diesen Garten mit Nachkommen füllen, die wie wir aussehen, aber – viel wichtiger noch – ebenfalls Ebenbildträger Gottes sind. Gemeinsam werden wir den Garten bestellen, damit er größer und schöner wird und sich eines Tages über die ganze Erde erstreckt. Wir werden Rezepte für köstliche Speisen aus diesen Früchten entwerfen und Werkzeuge erfinden, mit denen wir diesen Boden bearbeiten können (welcher, offen gesagt, zurzeit sehr fruchtbar ist). Gemeinsam werden wir uns die Erde untertan machen.

Und nur damit du's weißt: Ich bin zwar in Gottes Ebenbild und Ähnlichkeit geschaffen, aber wenn ich alles erfülle, was mir aufgetragen worden ist, dann wartet eine noch viel herrlichere, bleibende, unwandelbare Ähnlichkeit auf mich. Für den Fall, dass wir uns in der Zukunft wiedersehen, möchte ich dich vorwarnen: Es ist möglich, dass es dir schwerfallen wird, mich wiederzuerkennen oder auch nur anzuschauen, denn ich werde noch mehr in der Herrlichkeit Gottes erstrahlen.

Was für eine Vorstellung. Was für eine Identität. Was für ein Bewusstsein für das eigene Potential und die eigene Bestimmung. Oh, wie sehr wir uns doch wünschen, er hätte diese erfüllt.

SEIN HERRLICHES EBENBILD WIRD ENTSTELLT

Es kam der Tag, an dem ein bestimmtes Kriechtier sich in den Garten schlängelte und von Adam nicht getötet wurde. Gottes Wort wurde verdreht und verworfen, nicht aber von Adam richtiggestellt. Rebellion erhob sich in seinem Herzen und Adam schlug sie nicht nieder. Es bedurfte eines gerechten Urteils am Baum, welches Adam nicht verkündete. Anstatt über die Schlange zu herrschen, erlaubten Adam und Eva der Schlange, über sie zu herrschen.

Adam und Eva, die als Herrscher über die Schöpfung geschaffen worden waren, wurden zu Sklaven der Sünde. Anstatt mit Herrlichkeit und Ehre gekrönt zu sein, waren sie nun nackt und voller Scham.[21] Das Ebenbild Gottes in ihnen – das Abbild der Gerechtigkeit, Heiligkeit und Weisheit – wurde entstellt und die beiden wurden verdorben, beschmutzt und töricht. Sie trugen noch immer Gottes Ebenbild, doch dieses war nun verzerrt.[22] Wären wir Adam begegnet, als er und Eva sich gen Osten aufmachten, nachdem sie aus dem Garten vertrieben worden waren, hätte er sich uns vielleicht folgendermaßen vorgestellt:

> Hallo, ich bin Adam und das ist meine Frau Eva. Wir kommen aus Eden, einem Ort der Fülle, Herrlichkeit und Heiligkeit. Einem Ort, an dem wir leben und uns an demjenigen

freuen sollten, der ihn gemacht hat und der uns besuchen kam. Wir hatten alles, was wir brauchten, um zu erfüllen, wofür wir erschaffen wurden. Aber wir haben versagt. Wir haben auf ein Kriechtier gehört, anstatt auf unseren Schöpfer. Ich hätte ihm den Kopf zerschmettern und ihn nicht den meinigen mit Wahnvorstellungen füllen lassen sollen. Ich hätte seine böse Rebellion verurteilen und nicht selbst durch Rebellion böse werden sollen. Ich hätte meine Frau beschützen sollen, indem ich bekräftige, was Gott gesagt hat. Stattdessen habe ich mich ihr in der Ablehnung von Gottes Wort angeschlossen.

Ich bin noch immer ein Gärtner, nun aber wirkt sich meine Sünde auf die ganze Schöpfung aus und die Arbeit, die mich einst erfüllte, frustriert mich jetzt. Ich bin noch immer ein Ehemann, aber ich erfahre auch in diesem Bereich viel Frustration und auch einiges an Enttäuschung. Wir werden immer noch fruchtbar sein und uns mehren, aber die Freude des Elternseins wird sich mit Schmerz vermischen. Wir leben noch, aber nicht mehr für immer, wie wir es hätten tun können. Eines Tages werde ich sterben und sie werden meinen Körper in die Erde legen, wo ich wieder zu Staub werde. Ein eher unrühmliches Ende für jemanden, der für die Herrlichkeit bestimmt gewesen wäre, findest du nicht?

Eines möchte ich noch anfügen: Wir haben Hoffnung. Ich habe gehört, wie Gott zu dieser bösen Schlange gesagt hat, dass ihr eines Tages ein Nachkomme von Eva und mir den

Kopf zertreten wird. Offenbar wird er der königliche Sohn sein, der ich nicht gewesen bin, und er wird Gott in allem gehorchen, wo ich versagt habe.

SEIN UNRÜHMLICHES EBENBILD WIRD VERMEHRT

In 1. Mose 5,3 heißt es: »Und Adam war 130 Jahre alt und zeugte einen Sohn, ihm gleich und nach seinem Bilde, und nannte ihn Set«. Set wurde als Sohn Adams mit der Natur Adams geboren. So erfüllten Adam und Eva die Erde mit Nachkommen, die ein verdorbenes, verzerrtes Bild von Gott widerspiegelten.

Die nächste Stelle, an der jemand in der Bibel als ein Sohn Gottes bezeichnet wird, finden wir in 2. Mose. Dieser »Sohn« aber war keine Person, sondern eine Nation. Mose wurde von Gott dazu beauftragt, zum Pharao zu sagen: »So spricht der HERR: Israel ist mein erstgeborener Sohn; und ich gebiete dir, dass du meinen Sohn ziehen lässt, dass er mir diene« (2 Mose 4,22–23). Mose führte diesen »Sohn«, das Volk Israel, aus Ägypten heraus, durchs Rote Meer hindurch und hin zum Berg Sinai, an dessen Fuß es sich lagerte. Gott kam auf den Berg Sinai herab und sprach durch seinen Mittler Mose zu seinem Volk. Er vermittelte den Menschen ein Gespür dafür, wer sie waren und was sie zu tun und zu lassen hatten. Dies klang folgendermaßen:

2 Mose 19,4–6 Ihr habt gesehen, was ich an den Ägyptern getan habe und wie ich euch getragen habe auf Adlerflügeln und euch zu mir gebracht.

> Werdet ihr nun meiner Stimme gehorchen und meinen Bund halten, so sollt ihr mein Eigentum sein vor allen Völkern; denn die ganze Erde ist mein. Und ihr sollt mir ein Königreich von Priestern und ein heiliges Volk sein.

Hättest du eine dieser israelitischen Frauen getroffen, die dort am Fuße des Berges campierten, hätte sie vielleicht zu dir gesagt:

> Hi. Ich bin Elischeba, die Tochter des Amminadab und die Schwester des Nachschon, die Frau des Aaron, der der Bruder des Mose und baldiger Hoherpriester ist. Ich mache gerade so etwas wie eine Identitätskrise durch. Bis jetzt bin ich immer eine Sklavin gewesen. Ich habe nie etwas anderes gekannt. Sicher, ich habe Geschichten über Jahwe gehört, der unserem Stammvater Abraham viele Verheißungen gemacht hat. Um ehrlich zu sein: Nach 400 Jahren der Sklaverei und Stille wusste ich nicht, ob Jahwe überhaupt sieht, was mit uns geschieht; ob er unser Schreien hört und ob es ihn interessiert. Dann aber hat er Mose zurück nach Ägypten geschickt, um uns herauszuführen und jetzt ist Jahwe hier mit uns in der Wüste. Er bedeckt uns bei Tag mit einer Wolkensäule und bei Nacht mit einer Feuersäule. Er hat uns gesagt, wir sollen ein Königreich von Priestern sein, dass ihn gegenüber allen Völkern dieser Erde repräsentiert. Er hat uns gesagt, wir seien ein heiliges Volk und dass wir von allen anderen Völkern dieser Erde abgetrennt worden sind, um – pass auf – sein wertvoller Besitz zu sein.

Ich habe ein paar wertvolle Besitztümer aus Ägypten mitgebracht. Sie sind mir lieb und teuer, und ich passe auf sie auf. Ich muss jetzt erst einmal auf mich wirken lassen, dass Jahwe uns auch auf diese Weise sieht.

Im Lichte dessen, wer sie waren, und als Antwort auf die Gnade, die ihnen gezeigt worden war, machte Gott ihnen deutlich, was sie zu tun und zu lassen hatten:

2 Mose 20,2–5 Ich bin der HERR, dein Gott, der ich dich aus Ägyptenland, aus der Knechtschaft, geführt habe. Du sollst keine anderen Götter haben neben mir. Du sollst dir kein Bildnis noch irgendein Gleichnis machen, weder von dem, was oben im Himmel, noch von dem, was unten auf Erden, noch von dem, was im Wasser unter der Erde ist: Bete sie nicht an und diene ihnen nicht!

Nach dem Verlesen der Gebote durch Mose, hätte Elischeba ihrer Vorstellung vielleicht noch Folgendes hinzugefügt:

Weil wir sind, wer wir sind – ein Volk, das Gott gehört, ihm lieb und teuer ist und sich auf dem Weg in ein neues Land mit ihm befindet –, hat Gott uns gesagt, wie ein Leben im Bewusstsein dieser Identität auszusehen hat. Und zuallererst heißt das, dass Jahwe unser einziger Gott sein wird. Wir werden keinen der Götter Ägyptens und auch keinen der Götter Kanaans anbeten. Gott hat uns so sehr

> geliebt, dass wir ihm allein dienen und nur ihn lieben wollen. Die Art und Weise, wie wir Gott anbeten, wird völlig anders sein als die Anbetung, die andere Völker dieser Welt ihren Göttern darbringen. Wir sollen kein Abbild von ihm zur Anbetung machen. Der Schöpfergott kann nicht auf irgendetwas in seiner Schöpfung reduziert werden. Außerdem hat Gott bereits Abbilder seiner selbst gemacht – uns! Wir sollen Gottes Abbilder in der Welt sein!

Elischeba schien verstanden zu haben, was Gott über sich und sein Volk gesagt hatte. Dennoch scheint es, als hätten sie, ihr Mann Aaron und der Rest Israels, es dieser Realität nicht erlaubt, sie von Grund auf zu verändern.

IM EBENBILD ANDERER GÖTTER

Noch bevor Mose mit alldem vom Berg stieg, was Gott ihm über Israels Bestimmung und seine Rolle als Gottes Repräsentanten auf der Erde erzählt hatte, hatte das Volk schon sein ganzes Gold ins Feuer geworfen und Aaron ein Kalb daraus geformt. In seiner Niederschrift dieser Begebenheit scheint Mose uns zeigen zu wollen, dass wir immer dem ähneln, was wir verehren, und dass wir dem gleich werden, was wir anbeten.[23] Auf die Israeliten traf dies eindeutig zu. Nach diesem Vorfall beschreibt Mose sie als »halsstarrig«, als solche, die »losgelassen« wurden und nun am Tor wieder »gesammelt« werden müssen, damit Mose sie führen kann, wohin sie zu gehen haben.[24] Klingt das nicht, als würde man eine Viehherde beschreiben?

Nachdem sich die Israeliten in dem von Gott gegebenen Land niedergelassen hatten, verweigerten sie sich ihrer Identität als das Volk eines Gottes und warfen sich stattdessen vor allerhand heidnischen Göttern nieder. Der Prophet Jesaja gebrauchte Stift und Kanzel, um sich über die Dummheit des Ganzen lustig zu machen. Er schreibt von der Lächerlichkeit, einen Baum zu pflanzen, ihn zu fällen und dann daraus einen Gott zu schnitzen, vor dem man sich niederwirft:

Jes 44,16–17 Die eine Hälfte verbrennt er im Feuer, auf ihr brät er Fleisch und isst den Braten und sättigt sich, wärmt sich auch und spricht: Ah! Ich bin warm geworden, ich spüre das Feuer. Aber die andere Hälfte macht er zum Gott, dass es sein Götze sei, vor dem er kniet und niederfällt und betet und spricht: Errette mich, denn du bist mein Gott!

Gott sprach durch die Propheten zu seinem Volk und rief es dazu auf, sich von seinen Götzen abzukehren.

2 Kön 17,14–15 Aber sie gehorchten nicht, sondern versteiften ihren Nacken wie ihre Väter, die nicht an den HERRN, ihren Gott, glaubten. Dazu verachteten sie seine Gebote und seinen Bund, den er mit ihren Vätern geschlossen hatte, und seine Warnungen, die er ihnen gab, und wandelten ihren nichtigen Götzen nach und trieben Nichtiges. Sie taten wie die Heiden um sie her, von denen der HERR ihnen geboten hatte, sie sollten nicht wie diese tun.

Was für ein trauriger Zustand für ein Volk, dem eine so großartige Identität und Bestimmung gegeben worden war. Es brauchte 70 Jahre des Exils in Babylon, um sie von ihren Götzen zu reinigen.

GOTTES HERRLICHES EBENBILD WIRD FLEISCH

Dann endlich erniedrigte sich das Ebenbild des unsichtbaren Gottes. Derjenige, in dem die ganze Fülle Gottes wohnte, ließ sich herab, um unter denen zu leben, die nach Gottes Bild geschaffen sind (vgl. Kol 1,15.19). Gott sandte seinen Sohn in Menschengestalt in die Welt. Johannes beginnt sein Evangelium mit folgender Aussage über Jesus: »Niemand hat Gott je gesehen; der Eingeborene, der Gott ist und in des Vaters Schoß ist, der hat es verkündigt« (Joh 1,18). Während Adam im Ebenbild Gottes geschaffen wurde, ist Jesus der Inbegriff des Ebenbildes Gottes. Er spiegelt nicht einfach nur Gottes Ebenbild wider, er ist sein Quell und Ursprung, das Alpha und das Omega; der eine, von dem wir unser Ebenbild ableiten und das Ziel, zu dem hin das Ebenbild Gottes in uns wiederhergestellt wird. »Er ist der Abglanz seiner Herrlichkeit und das Ebenbild seines Wesens« (Hebr 1,3).

Hast du dich jemals gefragt, wie Jesu Selbstverständnis geformt wurde, als er aufwuchs? Es geschah durch das Lesen der Schriften von Mose und den Propheten. Dort »fand er die Kontur seiner Identität und das Ziel seiner eigenen Bestimmung.«[25] Mit seinem Schriftverständnis wuchs auch das Selbstverständnis als Sohn Gottes. Dies wurde auch seinen irdischen Eltern klar, als Jesus sich im Tempel aufhielt und ihre besorgte Suche nach ihm mit folgenden Worten quittierte: »Warum habt ihr mich gesucht? Wusstet ihr nicht, dass ich sein muss in dem, was meines Vaters ist?« (Lk 2,49). Dieses

Selbstverständnis lenkte sein Missionsverständnis. Jesus sagte von sich selbst: »[I]ch bin von Gott ausgegangen und komme von ihm; denn ich bin nicht von mir selber gekommen, sondern er hat mich gesandt ... Ich bin gekommen, damit sie das Leben haben und volle Genüge« (Joh 8,42; 10,10). Natürlich sagte er auch Folgendes: »Ich bin zum Gericht in diese Welt gekommen« (Joh 9,39).

Hätte Johannes für Jesus auf X einen Nutzernamen erstellt, wäre es möglicherweise dieser gewesen: @bevorAbrahamwarbinIch. Vielleicht wäre die Profilbeschreibung so ausgefallen: »Brot des Lebens. Licht der Welt. Tür für die Schafe. Guter Hirte. Wahrer Weinstock. Auferstehung und das Leben. Weg, Wahrheit, Leben.«

Hätte Paulus den Nutzernamen für Jesus entworfen, wäre es möglicherweise @erstgeborenervorallerschoepfung geworden. Vielleicht hätte Paulus die Profilbeschreibung so gestaltet: »Ebenbild des unsichtbaren Gottes. Schöpfer. Vor allen Dingen. Über allen Dingen. Haupt des Leibes. Versöhner. Friedensstifter. Kreuzträger. Ultimativer Überwinder.«

Der Autor des Hebräerbriefs hätte als Nutzernamen für Jesus vielleicht einfach @besser gewählt und Folgendes in die Beschreibung geschrieben: »Gott hat durch mich alle Dinge geschaffen und mich zum Erben aller Dinge gesetzt. Ich bin der Abglanz der Herrlichkeit Gottes, das genaue Ebenbild seines Wesens und ich erhalte das Universum durch das Wort meiner Macht aufrecht. #bessererMose #bessererPriester #besseresOpfer #bessererMittler #besseresLand.«

Während seines irdischen Dienstes sehen wir Jesus das tun, was der erste Adam hätte tun sollen. Adam hätte sich die Erde untertan machen sollen, Jesus machte sich Dämonen, die Natur, Krankheit und sogar den Tod untertan. Indem Jesus eine menschliche Natur annahm und in wahrer Gerechtigkeit und Heiligkeit darin lebte, zeigte er uns, was echtes und völliges Menschsein bedeutet.

Er tat jedoch mehr als das. Er ermöglichte die Wiederherstellung von Gottes Ebenbild in uns. Wie geschah das? Er, das vollkommene Ebenbild, wurde entstellt – nicht durch seine Sünden, sondern durch die unseren. Jesaja schreibt: »Wie sich viele über ihn entsetzten – so entstellt sah er aus, nicht mehr wie ein Mensch und seine Gestalt nicht wie die der Menschenkinder« (Jes 52,14). Am Kreuz trug unser König, der in Gerechtigkeit, Heiligkeit und Weisheit vollkommen ist, all unsere Rebellion, unseren Schmutz, unsere Torheit. Der eine, der das Leben selbst ist, ging in den Tod, doch er blieb nicht dort. Als Jesus aus dem Grab stieg, sah er nicht mehr aus wie vorher. Die ihm am nächsten gestanden hatten, konnten ihn nicht wiedererkennen. Mensch war er noch immer, aber jetzt war er der erste verherrlichte Mensch – und er wird nicht der letzte sein. Es ist die Absicht des Vaters, dem Sohn viele Brüder und Schwestern zu schenken und die ganze Familie ihm gleichzumachen, sie zu verherrlichen wie den auferstandenen Jesus.

In Römer 8,29 lesen wir: »Denn die er ausersehen hat, die hat er auch vorherbestimmt, dass sie gleich sein sollten dem Bild seines Sohnes, damit dieser der Erstgeborene sei unter vielen Brüdern.« Wir sehen also, dass es immer schon Gottes Plan gewesen ist, die Erde mit seinen Ebenbildern zu füllen; mit Menschen, die aussehen wie er. Lasst uns darüber nachdenken, um welches Bild genau es hier geht: Ist es Gottes Absicht, dass wir aussehen wie Adam und Eva im Garten Eden vor dem Sündenfall? Nein! Gott möchte, dass wir sein Ebenbild viel eindringlicher, gefestigter, beständiger und überzeugender tragen als Adam und Eva im Garten Eden. Möchte er, dass wir aussehen wie Jesus zur Zeit seines irdischen Lebens und Dienstes? Sicherlich dient uns Jesus durch sein gerechtes Leben als Vorbild. Gott aber möchte, dass wir sein Ebenbild weitaus offensichtlicher und herrlicher tragen als Jesus das während seines Lebens und Dienstes auf der Erde tat. Gott will, dass wir das Ebenbild des auferstandenen und verherrlichten Jesus tragen! »Und wie wir getragen haben das

Bild des irdischen [Menschen], so werden wir auch tragen das Bild des himmlischen« (1 Kor 15,49). Und er wartet nicht bis zur Auferstehung, um den lebenslangen Prozess dieser Umwandlung zu starten.

SEIN HERRLICHES EBENBILD WIRD ERNEUERT

Wenn du durch den Glauben an Christus mit ihm verbunden worden bist, hat dieser Prozess der Umgestaltung in das Ebenbild des auferstandenen Christus für dich bereits begonnen. Woher wir das wissen? Paulus schreibt, dass wir die sind, »auf die das Ende der Zeiten gekommen ist« (1 Kor 10,11). Das Neue bricht ins Jetzt hinein. Wir sind noch nicht vollständig, aber von Grund auf erneuert.[26] »Der uns aber dazu bereitet hat, das ist Gott, der uns als Unterpfand den Geist gegeben hat« (2 Kor 5,5). Oder um es mit den Worten des Petrus zu sagen: Wir haben »Anteil bekomm[en] an der göttlichen Natur« (2 Petr 1,4). Das bedeutet, dass du und ich, die wir mit Christus durch den Glauben vereint sind, schon jetzt den neuen Menschen angezogen haben, »der erneuert wird zur Erkenntnis nach dem Ebenbild dessen, der ihn geschaffen hat« (Kol 3,10). Dieser neue Mensch ist »nach Gott geschaffen ... in wahrer Gerechtigkeit und Heiligkeit« (Eph 4,24). Wenn wir in Christus bleiben und Herz und Verstand mit der Schrift sättigen, wenn wir das überführende, reinigende Werk des Geistes in unseren Leben willkommen heißen, werden wir bald merken, dass das, was die Bibel über unsere Identität sagt, unser Selbstverständnis zu formen beginnt. Es wird nicht länger von dem geformt, was unsere Kultur uns spiegelt oder unser Lebenslauf uns vorgibt. Das heißt, wir können uns nun folgendermaßen vorstellen:

Hi, ich bin Nancy. Im Moment lebe ich in Nashville, aber das nur auf Zeit. Meine eigentliche Bürgerschaft ist im Himmel. Und damit stehe ich nicht allein da. Ich bin Teil einer Familie. Ich bin ein Mitbürger der Heiligen und ein Teil der Hausgemeinschaft Gottes. Wir sind Teil des Volkes Gottes, das sich über Jahrhunderte erstreckt und sogar die frühe Kirche einschließt. Das heißt, wir sind ein erwähltes Volk, ein königliches Priestertum, eine heilige Nation, Gottes eigener Besitz. Uns ist der Missionsbefehl erteilt worden, die Herrlichkeit dessen zu verkündigen, der uns aus der Finsternis heraus hinein in sein Licht gerufen hat. Weil ich durch den Glauben mit Christus vereint worden bin, bin ich mit Christus auferstanden. Ich strecke mich nach den Dingen aus, die von droben sind, wo Christus zur Rechten Gottes sitzt. Wenn es so scheint, als ob ich mich nicht besonders darüber aufrege, wenn mir im Hier und Jetzt nicht angemessene Aufmerksamkeit oder Beförderung zuteilwird oder ich nicht genügend Bestätigung empfange, dann liegt das daran, dass ich meinen Fokus auf die himmlischen Dinge gesetzt habe und nicht auf die irdischen. Wenn es seltsam erscheint, dass ich keine Angst habe, hier unten alles – ja, sogar mein Leben – zu verlieren, dann liegt das daran, dass ich bereits gestorben bin und mein Leben mit Christus in Gott verborgen ist. Und wenn Christus, der mein Leben ist, erscheint, werde ich mit ihm in Herrlichkeit erscheinen.[27]

SEIN HERRLICHES EBENBILD OFFENBART SICH

Meine Freundinnen, Gott arbeitet durch seinen Geist daran, sein Ebenbild in euch wiederherzustellen – so wie es einst in Eden war, nur noch besser.[28] Adam und Eva waren der Schlange und nicht Gott treu. Sobald aber das Ebenbild Gottes in dir zur Gänze wiederhergestellt worden ist, wird dich Liebe für und Ehrfurcht vor Gott verzehren. Die alte Gewohnheit, immer zuerst an dich selbst zu denken, wird ein für alle Mal verschwunden sein, damit du Gott und deinen Nächsten endlich aufrichtig und in Reinheit und Harmonie lieben kannst.

Wenn ihr in Christus seid, werdet ihr Teil eines Reiches und Priester unseres Gottes sein und auf der Erde regieren (vgl. Offb 5,10). Weil ihr durch und durch geheiligt sein werdet, werdet ihr nicht versucht sein, zu herrschen, zu unterdrücken, zu missbrauchen oder auszubeuten. Genauso wie euer Vater über alles herrscht, wird auch eure Herrschaft mit Christus über die neue Schöpfung sein – vollkommen in Gerechtigkeit und Rechtschaffenheit.

Der Tag wird kommen, an dem man euch an eurem bloßen Anblick erkennen wird. Ihr werdet euch nicht einmal mehr vorstellen müssen. Andere werden sehen, dass ihr all das seid und all das tut, wozu ihr bestimmt seid. Eure Angesichter werden von Gottes Herrlichkeit selbst erleuchtet und eure Tage von der Herrschaft über seine ganze Schöpfung erfüllt sein. Eure Herzen und Absichten werden völlig rein sein. Eure Gedanken und Taten werden wahrhaft weise sein. Man wird sagen, dass ihr eurem Vater im Himmel gleichseht, eine starke Ähnlichkeit zu eurem himmlischen Bruder aufweist und das Werk des Heiligen Geistes in euch definitiv vollendet worden ist – das Ebenbild Gottes in euch ist zur Gänze wiederhergestellt worden. Solltet ihr euch aber dennoch jemandem vorstellen wollen, könnte es in etwa so klingen:

Ich könnte dir den Namen nennen, den mir meine Eltern auf der alten Erde, unter der alten Ordnung, gegeben haben, doch dieser Name macht mich nicht mehr aus. Ich bin immer noch ich selbst, doch meine Identität wird jetzt durch und durch von Christus bestimmt, sodass mein alter Name kaum noch auszudrücken vermag, wer ich bin.[29] Welch eine Erleichterung, ich selbst sein zu dürfen, ohne von mir selbst eingenommen sein zu müssen. Ich muss sagen, ich wünschte, ich könnte mit meinem alten Selbst reden, mein an die Erde gefesseltes Ich ermutigen, nach vorn zu schauen! Du denkst, dein Leben wird von dem Körper definiert, den du im Spiegel siehst, und dem Job oder dem Titel vor deinem Namen, den du hast – oder nicht. Aber das stimmt nicht. Wer du bist, wird zuallererst dadurch definiert, wer Christus ist und zu wem dich der Geist macht. Dein Identitätsverständnis wird durch dein Verständnis geformt, in seinem Ebenbild geschaffen zu sein. Aber mehr noch wird es durch deine Erwartung geformt, in sein herrliches Ebenbild umgestaltet zu werden.

An den Tagen, an denen du die unbedeutendsten Aufgaben verrichtest, an denen du dich mit allen um dich herum vergleichst, die viel bedeutsamere Dinge in ihrem Leben zu tun scheinen, mach dir bewusst, wer du wirklich bist: Du bist mit Christus, dem König, vereint. Wenn du weißt, dass du mit ihm im Himmel eingesetzt bist, wirst du in der Lage sein, die größte Drecksarbeit zu verrichten und zu den

Bedürftigsten zu gehen, um dich selbst hinzugeben. Wenn dir klar ist, dass Christi Gerechtigkeit dich jetzt und auf ewig definiert, wird die Beschämung über deine Sünde nicht mehr die Kraft haben, dein Selbstbild zu bestimmen.

Erinnerst du dich daran, wie Paulus schreibt, dass in den »kommenden Zeiten« Gott »den überschwänglichen Reichtum seiner Gnade durch seine Güte gegen uns in Christus Jesus [zeigt]« (Eph 2,7)? Ich muss gehen, denn jetzt geht es los.[30] Du kannst mir aber auf X folgen. Wirf nur einen Blick auf meine Profilbeschreibung, die sich folgendermaßen liest: »Errettete, gerechte, königliche Einwohnerin des Himmels. Zuvor erkannt. Vorherbestimmt, das vollkommene Ebenbild Christi zu sein. Berufen. Gerechtfertigt. Verherrlicht. #keinetränenmehr #zukunftsohellichbraucheeinesonnenbrille #dasistnochvielbesseralseden.«

Nimm du mich ganz hin, o Gottessohn.
Du bist der Töpfer, ich bin der Ton.
Mach aus mir etwas nach deinem Sinn,
Während ich harre, nimm mich ganz hin.

Nimm du mich ganz hin, o Gottessohn.
Prüfe, erforsch mich am Gnadenthron.
Weißer als Schnee, Herr, wasche mich rein,
Dass ich dein Eigen immer mag sein.[31]

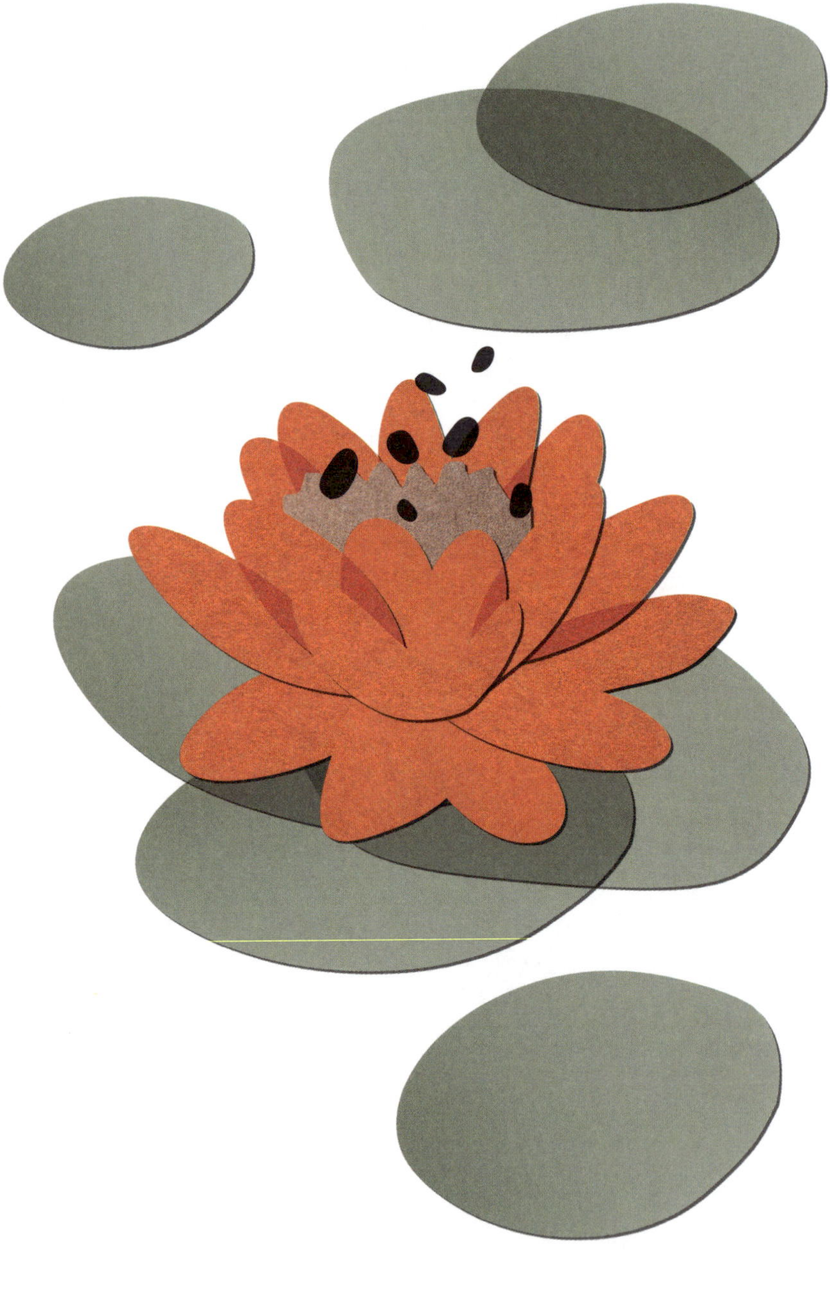

Die Bekleidung

Ich bin nicht gern gewöhnlich. Doch ich muss zugeben, dass es mich sehr erleichtert, zu wissen, dass einige meiner wiederkehrenden Träume in der Tat ziemlich gewöhnlich sind. Offenbar bin ich nicht die Einzige, die manchmal davon träumt, fliegen zu können oder ohne T-Shirt aus dem Haus zu gehen. (Du hast das auch schon mal geträumt, stimmt's?)

Laut einer Studie der University of California Santa Cruz,[32] sind die beiden häufigsten Träume jene, in denen man keine oder völlig unpassende Kleidung trägt, und Flugträume, in denen man mühelos fliegen kann. Ich habe beiderlei schon oft gehabt. Interessant ist, dass sich die Studienteilnehmer nicht von ihren Flugträumen beunruhigt zeigten. Solche Träume haben etwas Angenehmes und Kraftvolles an sich. Aber Träume ohne oder mit unpassender Kleidung wurden als höchst unangenehm empfunden. Ist diese vertraute Angst nicht der Grund, warum wir unsere Freundinnen fragen, was sie zu einem bestimmten Anlass anziehen werden? Wir haben keine Lust darauf, unangemessen oder falsch gekleidet zu erscheinen.

In meinem letzten Jahr auf der Highschool nahm ich an einer Schülerparlamentsveranstaltung für Mädchen teil, deren Abschluss von einem Bankett gekrönt wurde. Jedes Mädchen musste über die Bühne laufen und seinen Namen sagen. Ich hatte mir hierfür ein besonderes Kleid mitgebracht – oder zumindest dachte ich das. Ich hatte es mir aus einem bekannten Katalog für etwa 30 Euro bestellt (man bedenke, wir reden hier vom Jahr 1979 und das war damals viel Geld für mich). Offensichtlich hatten ein paar andere Mädchen dieselbe glorreiche Idee. Sage und schreibe sechs andere Mädchen stolzierten mit dem gleichen »besonderen« Kleid an mir vorüber. Wir lächelten uns peinlich berührt an und rollten mit den Augen.

Niemand ist gern unpassend gekleidet. Ich komme nicht umhin zu denken, dass der wiederkehrende Kleidertraum nicht nur von unserer Angst vor einer Bloßstellung oder Blamage herrührt, sondern auch von einer tiefen, ererbten Erinnerung. Ein Gefühl der Scham und die damit einhergehende Angst, unsere Blöße nicht bedecken zu können. Eine Scham, die wir von unseren Ureltern Adam und Eva ererbt haben.

Adams und Evas Nacktheit im Garten Eden war anfangs kein Problem. Mose schreibt in 1. Mose 2,25: »Und sie waren beide nackt, der Mensch und seine Frau, und schämten sich nicht.« Beide waren immerhin im Ebenbild Gottes gestaltet, von dem der Psalmist sagt: »[I]n Hoheit und Pracht bist du gekleidet. Licht ist dein Kleid, das du anhast« (Ps 104,1–2). Deshalb müssen beide als seine Ebenbilder auch etwas von derselben Pracht und Majestät als Kleid getragen haben. David schreibt über den ersten Menschen: »Du hast ihn ein wenig niedriger gemacht als die Engel; mit Herrlichkeit und Ehre hast du ihn gekrönt« (Ps 8,6 SLT). Wenn Adam und Eva einander oder sich selbst im Spiegel anschauten, sahen sie sich vermutlich mit einem Abglanz des Lichtes der Gerechtigkeit, Schönheit und Herrlichkeit Gottes bedeckt. Deshalb hatten sie keinen Grund, sich zu schämen.[33]

Das aber heißt nicht, dass sie keinen Bedarf an weiterer Kleidung hatten. Moses antike, nahöstliche Leserschaft hätte die Nacktheit von Adam und Eva als nicht erstrebenswerten Zustand für Menschen, speziell für königliche Repräsentanten, aufgefasst.[34] Adam und Eva waren Repräsentanten des großen Königs, und Repräsentanten hatten sich dementsprechend zu kleiden. (Man denke an Josefs buntes Gewand, die Übergabe des königlichen Gewandes und die damit einhergehende Anerkennung des Übergangs der Königswürde von Jonathan an David, die Verleihung eines Purpurmantels an Daniel durch Belsazar bei seiner Ernennung zum dritthöchsten Mann im Königreich und die Bekleidung des verlorenen Sohnes mit einem Gewand bei seiner Rückkehr.)[35] Uns scheint die Vorstellung, nackt und unbeschämt zu sein, vielleicht wundervoll befreiend. Doch indem Mose berichtet, dass Adam und Eva nackt waren, möchte er bei seinen Lesern einige Fragen aufkommen lassen. Nicht *ob*, sondern *wann* und *wie* würden sie bekleidet werden? *Würden Adam und Eva Gott gehorchen und darauf vertrauen, dass er sie königlich einkleidet, oder würden sie versuchen, sich selbst anzuziehen? Würden sie frei von Scham bleiben oder sollte etwas passieren, das ihnen große Schande bereiten würde?*

DIE MÖGLICHKEIT, BEKLEIDET ZU WERDEN

Wenn ich sage, dass Mose Adam und Eva aufgrund ihrer Nacktheit als bedürftig nach Kleidung darstellte, dann denkst du vielleicht, dass ich damit sagen möchte, das Paradies sei in irgendeiner Weise nicht perfekt gewesen. Eden als perfekt oder nicht perfekt zu definieren, trifft den Nagel jedoch nicht ganz auf den Kopf. Sicherlich war Eden rein und ohne Makel, geordnet und erfüllt. Gott selbst sagt, es war gut, ja sogar sehr gut. Es ist daher besser, Eden nicht nach seiner Perfektion, sondern nach seinem Potential zu bewerten. Oder wie mein Freund Buz Graham es kürzlich ausdrückte: »Eden war unbefleckt, aber auch unvollendet.«

In 1. Mose 1 und 2 lesen wir den Anfang einer Geschichte, die unterbrochen und umgelenkt wird, bevor sie überhaupt richtig ins Rollen kam. Gottes ursprüngliche Absicht für Eden war nicht nur, dass es gut, sondern herrlich sein sollte. Ebenso war es seine Absicht für Adam und Eva, sie durch die Bekleidung mit einem größeren Maß seiner Schönheit und Herrlichkeit in ein volleres und kompletteres Ebenbild seiner selbst zu verwandeln. Sie sollten von der Herrlichkeit zur größeren Herrlichkeit gelangen, von der Bekleidung mit dem Leben in Eden zur Bekleidung mit Unsterblichkeit im noch größeren und besseren Garten. Wären sie fruchtbar gewesen und hätten sich gemehrt, hätten mehr Nachkommen in seinem Ebenbild Gott verherrlicht und auf ewig genossen. Während sie den Garten bewirtschaftet hätten, wäre Eden über seine gegenwärtigen Grenzen hinausgewachsen und die Pracht ihrer Königsherrschaft hätte zugenommen. Hätten Adam und Eva Gottes Gebot bezüglich des verbotenen Baumes befolgt, wären sie von Herrlichkeit zu Herrlichkeit, vom Stand der ungeprüften Gerechtigkeit hin zum Stand der geprüften und bestätigten Gerechtigkeit gekommen.[36] Sie wären für immer und ewig bekleidet worden, und zwar mit einer Heiligkeit, die nie besudelt wird, einer Schönheit, die nie vergeht, und einer Herrlichkeit, die nie verblasst. Doch leider wissen wir, dass das nicht passierte. Sie ermangelten des Ruhmes, den sie vor Gott hätten haben sollen, des Ruhmes, den Gott ihnen zugedacht hatte. Durch das Essen vom Baum versuchten Adam und Eva, sich unabhängig von Gott mit Gottes Herrlichkeit und Schönheit zu bekleiden. Und sie begannen umgehend, das Ebenbild ihres neuen Gottes, der alten Schlange, und nicht mehr das Ebenbild ihres Schöpfers widerzuspiegeln. Ein hässliches, ein unerträgliches, ein schändliches Ebenbild.

Was folgte, war das Geräusch herannahender Fußschritte im Garten. Die Warnung Gottes, sie würden am Tag sterben, an dem sie vom Baum der Erkenntnis von Gut und Böse essen, muss ihnen in den Ohren gedonnert haben. Dieser Tag war heute. Was sie hörten, war nicht der sanfte Gang eines Freundes. Es waren die bedrohlichen Schritte eines Richters.

Sie verstanden, dass es für einen Sünder der schlimmstmögliche Fall ist, nackt vor Gott gefunden zu werden (unbedeckt vor Gott zu stehen). Also versuchten sie, sich selbst Kleidung zu machen, indem sie ein paar Blätter zusammennähten. Was für ein trauriger Zustand. Eigentlich dazu bestimmt, von Gott mit der königlichen Robe seiner Gerechtigkeit und Herrlichkeit bekleidet zu werden, blieb ihnen jetzt nichts anderes übrig, als sich mit Feigenblättern aus dem Hinterhof zu bedecken.

Natürlich konnten die Feigenblätter ihren Zweck nicht erfüllen. Hast du schon mal etwas getragen, das nicht richtig saß und nicht alle wesentlichen Körperteile bedeckte? Wenn das passiert, findet man sich ohne Unterlass an seiner Kleidung herumzupfend wieder, immer mit der Absicht, gewisse Hautpartien vor der Entblößung zu bewahren. Ich stelle mir Adam und Eva vor, wie sie verzweifelt versuchten ihre Blöße zu verdecken und dabei an den Blättern herumzupften, die offensichtlich nicht für diesen Zweck geeignet waren. Ihre unbequeme, unpassende und selbst zusammengeflickte Lösung erfüllte eindeutig nicht ihren Zweck. Also versteckten sie sich vor Gott. Wenn wir Adams Erklärung dafür lesen, warum er sich versteckte, dann erwarten wir vielleicht, dass er Gott sagte, dass er von der Frucht des verbotenen Baumes gegessen habe. Das tat er aber nicht. Stattdessen sagte er: »Ich ... fürchtete mich; denn ich bin nackt, darum versteckte ich mich« (1 Mose 3,10). Seine Furcht gründete auf dem Wissen um den Verlust seiner ursprünglichen Ebenbildlichkeit mit dem gerechten und herrlichen Gott, welche es ihm ermöglichte, in Gottes Gegenwart zu sein.[37]

Was also tat Gott? Anstatt Adam und Eva auszulöschen, bekleidete er sie: »Und Gott der HERR machte Adam und seiner Frau Röcke von Fellen und zog sie ihnen an« (1 Mose 3,21). Es war nicht die Kleidung, die sie erhalten hätten, wenn sie gehorcht hätten, aber sie bot einen gewissen Schutz vor der rauen Wildnis, die sie außerhalb des Garten Eden erwarten sollte. Sie wies zudem darauf hin, dass die Möglichkeit, von Gott mit Heiligkeit, Schönheit und Herrlichkeit bekleidet zu werden, nicht auf ewig verloren war.[38] In der Tat zeigte Gott, indem er sie mit dem Fell eines unschuldigen Tieres bekleidete, wie es eines Tages möglich sein würde, sein Volk mit der königlichen Pracht zu schmücken, die für Adam und Eva bestimmt war. Eines Tages würde er für das Problem der menschlichen Sünde eine umfassende und dauerhafte Lösung schaffen – durch den Sühnetod des einen kostbaren und vollkommenen Lammes. Eines Tages, in einem besseren Eden, würde er sein Volk in vom Blut des Lammes reingewaschene Gewänder kleiden (vgl. Offb 7,14).

DIE VORSCHAU AUF DIE BEKLEIDUNG

Adam und Eva waren dazu bestimmt, über das Königreich Eden zu herrschen. Auch hätten sie als Priester im kosmischen Tempel Eden dienen sollen. Hätten sie die Prüfung am Baum der Erkenntnis bestanden, wären sie von Gott mit Kleidern bedeckt worden, die ihrer priesterlichen Tätigkeit angemessen waren. Doch das Versagen von Adam und Eva durchkreuzte Gottes Plan nicht. Stattdessen begann er, seinen Plan auszuführen, in welchem ein Stellvertreter seines Volkes einmal pro Jahr in seine Gegenwart im Allerheiligsten der Stiftshütte und später des Tempels treten sollte.

Gott gab Mose den göttlichen Entwurf für den Tempel und insbesondere für das Allerheiligste, das dem Garten Eden nachempfunden war. Er schrieb zudem die Gestaltung der Kleidung der Hohenpriester vor. Das göttliche Design ihres Gewandes gibt uns nicht nur einen Eindruck davon, wie Adam und Eva im Falle des Gehorsams gekleidet gewesen wären. Es zeigt uns auch, wie Gott alle kleiden wird, die das Heiligtum, das noch besser ist als Eden, bewohnen werden, die »aus allen Stämmen und Sprachen und Völkern und Nationen« stammen, von ihm »zu einem Königreich und zu Priestern gemacht« worden sind und nun »herrschen auf Erden« (Offb 5,9–10).

Gottes Anweisung an Mose war: »Und du sollst Aaron, deinem Bruder, heilige Kleider machen zur Ehre und als Schmuck« (2 Mose 28,2). Diese drei Wörter fangen die Besonderheit der priesterlichen Kleidung ein: heilig, Ehre und Schmuck. Er sollte der bestgekleidete Mann in Israel sein, in Kleidern aus reinem, weißem Leinen, bestickt mit Gold, blauem Purpur, rotem Purpur und Karmesin.

Er trug ein Ephod, wahrscheinlich eine lange, ärmellose Schürze oder Weste mit zwei über die Schultern verlaufenden Trägern. Auf den Schulterträgern waren zwei Halbedelsteine angebracht, auf denen die Namen der zwölf Stämme Israels geschrieben standen. An der Vorderseite des Ephods war ein Brustschild mit zwölf Edelsteinen angebracht – einer für jeden der zwölf Stämme. Der Hohepriester trug unter dem Ephod zudem ein Obergewand aus Purpur, in einem Stück gewebt, das bis zu den Knien hing. Auf dem Kopf trug er einen Turban aus feinem Leinen, als Zeichen dafür, dass das Volk, das er vor Gott vertreten sollte, von Gott und für Gott zu einer heiligen Nation ausgesondert worden war. An dessen Vorderseite war eine Goldplatte mit der Aufschrift »Heilig dem Herrn« befestigt.[39]

Heilig: außerhalb des Gewöhnlichen, von Gott für einen besonderen Gebrauch bestimmt. *Schön:* nicht verführerisch oder sexy, sondern schön im wahrsten Sinn, mit Symmetrie und Perfektion, die Gottes eigene Schönheit und Vollkommenheit widerspiegelt. *Herrlich:* ein strahlender Ausdruck von allem, was Gott ist und tut. Wer würde nicht so angezogen sein wollen?

Im Laufe der Jahrhunderte waren viele Priester so bekleidet, und doch hatte die äußere Kleidung schlichtweg nicht die Kraft, den inneren Menschen zu verändern. Lesen wir die Geschichte Israels im Alten Testament, so entdecken wir, dass die Korruption der Priesterschaft einer der Hauptgründe war, die Israel ins Exil und letztendlich zu ihrem Zusammenbruch führten. Es kam der Tag, an dem kein Priester mehr da war, um das Ephod als Stellvertreter des Volkes Gottes im Tempel in Jerusalem zu tragen. In der Tat gab es keinen Tempel mehr in Jerusalem.

DAS VERSPRECHEN, BEKLEIDET ZU WERDEN

Der Prophet Jesaja brachte Hoffnung. Er sprach von einem Knecht des Herrn, der kommen sollte – jemand, der seinem Volk »Schmuck statt Asche, Freudenöl statt Trauer, schöne Kleider statt eines betrübten Geistes« geben sollte (Jes 61,3). Gottes Volk würde »Priester des HERRN heißen« (Jes 61,6). In Jesajas Prophezeiung hören wir den Knecht sprechen. Er frohlockt:

Jes 61,10

> Ich freue mich im HERRN, und meine Seele ist fröhlich in meinem Gott; denn er hat mir die Kleider des Heils angezogen und mich mit dem

Mantel der Gerechtigkeit gekleidet, wie einen Bräutigam mit priesterlichem Kopfschmuck geziert und wie eine Braut, die in ihrem Geschmeide prangt.

Der Tag sollte kommen, an dem Gottes Volk wie ein Priester mit Erlösung bekleidet, mit Gerechtigkeit bedeckt und mit Schönheit angezogen wird. Nur wann? Und wie?

Die Hoffnung darauf, bekleidet zu werden – in den Fellkleidern unserer Ureltern und dem Gewand des Hohenpriesters bildlich dargestellt – wurde Realität, als Maria ihren ersten Sohn gebar und ihn in Windeln wickelte (vgl. Lk 2,7). »Er hatte keine Gestalt und Hoheit. Wir sahen ihn, aber da war keine Gestalt, die uns gefallen hätte« (Jes 53,2). Warum war seine Hoheit für uns nicht ersichtlich? Das ist der Grund: »Er, der in göttlicher Gestalt war, hielt es nicht für einen Raub, Gott gleich zu sein, sondern entäußerte sich selbst und nahm Knechtsgestalt an, ward den Menschen gleich und der Erscheinung nach als Mensch erkannt« (Phil 2,6–7). Jesus bekleidete sich mit dem gewöhnlichen, vergänglichen Gewand menschlichen Fleisches.

Und doch gab es einen Tag, an dem er seinen Jüngern einen flüchtigen Blick auf seine wahre Schönheit, sein prächtiges Gewand gewährte. Markus berichtet uns:

Mk 9,2–3 Und nach sechs Tagen nahm Jesus mit sich Petrus, Jakobus und Johannes und führte sie auf einen hohen Berg, nur sie allein. Und er wurde vor ihnen verklärt; und seine Kleider wurden hell und sehr weiß, wie sie kein Bleicher auf Erden so weiß machen kann.

Petrus, Jakobus und Johannes erhielten eine Vorschau auf die Herrlichkeit des wiederauferstandenen Jesus. Aber es war nicht nur eine Vorschau auf Jesu Herrlichkeit, sondern auch auf die Herrlichkeit aller Wiederauferstandenen, die durch den Glauben mit Jesus vereint sind.

Phil 3,20–21 Wir aber sind Bürger im Himmel; woher wir auch erwarten den Heiland, den Herrn Jesus Christus, der unsern geringen Leib verwandeln wird, dass er gleich werde seinem verherrlichten Leibe nach der Kraft, mit der er sich alle Dinge untertan machen kann.

Dieselbe Herrlichkeit, die auf diesem Berg von Jesus ausging, wird eines Tages auch uns bekleiden. Wir werden genauso leuchten, wir werden genauso schön sein.

DER PRIESTER, DEM DIE KLEIDER AUSGEZOGEN WURDEN

Um dir und mir eine solche Bekleidung zu ermöglichen, wurde Jesus nicht nur als nacktes Baby geboren, er ließ sich auch bei seiner Kreuzigung die Kleider vom Leib reißen. Johannes berichtet uns:

Joh 19,23–24 Die Soldaten aber, da sie Jesus gekreuzigt hatten, nahmen seine Kleider und machten vier Teile, für jeden Soldaten einen Teil, dazu auch den Rock. Der aber war ungenäht, von oben an gewebt in einem Stück. Da sprachen sie untereinander: Lasst uns den nicht zerteilen, sondern darum losen, wem er gehören soll. So

> sollte die Schrift erfüllt werden, die sagt : »Sie haben meine Kleider unter sich geteilt und haben über mein Gewand das Los geworfen.« Das taten die Soldaten.

Jesus, der das in einem Stück gewebte Gewand eines Priesters trug, wurde dessen beraubt. Er erfuhr die Demütigung der Nacktheit, damit du und ich die Herrlichkeit der Bekleidung erfahren dürfen. Das ist kein reines Versprechen für die Zukunft. Wenn du in Christus bist, wirst du auch jetzt schon geheiligt, schön gemacht und bist mit der Gerechtigkeit Christi bedeckt.

DER PROZESS DES BEKLEIDETWERDENS

Im Kolosserbrief beschreibt Paulus den Gläubigen die Auswirkung des Verbundenseins mit Christus:

Kol 3,1-4

> Seid ihr nun mit Christus auferweckt, so sucht, was droben ist, wo Christus ist, sitzend zur Rechten Gottes. Trachtet nach dem, was droben ist, nicht nach dem, was auf Erden ist. Denn ihr seid gestorben, und euer Leben ist verborgen mit Christus in Gott. Wenn aber Christus, euer Leben, offenbar wird, dann werdet ihr auch offenbar werden mit ihm in Herrlichkeit.

Um es mit anderen Worten auszudrücken: Weil du mit Christus verbunden bist, ist dir die Realität der Wiederauferstehung in der neuen Schöpfung bereits zu eigen. Der Tag wird kommen, an dem du völlig mit der Herrlichkeit Christi bekleidet sein wirst. Daher ist es naheliegend, dass seine Herrlichkeit – sein Charakter, seine Bestimmung, sein Ebenbild – immer mehr Gestalt in deiner »Kleidung«, d. h. deinem Lebenswandel, annimmt.

Weil wir in Christus verborgen oder in ihm bedeckt sind, so sagt es Paulus den Gläubigen, haben wir »den alten Menschen mit seinen Werken ausgezogen und den neuen angezogen, der erneuert wird zur Erkenntnis nach dem Ebenbild dessen, der ihn geschaffen hat« (Kol 3,9–10). Es scheint fast so, als hätte Paulus 1. Mose 1–3 im Sinn gehabt, während er das schrieb. Er sagt, dass wir den Mantel abgestreift haben, den ein jeder trägt, der in Adam ist – die Lumpen der Auflehnung und das Feigenblatt unseres eigenen Mühens, gut genug zu sein, um in Gottes Gegenwart verweilen zu dürfen. Jetzt haben wir den »neuen Menschen« angezogen, wir tragen nun den Mantel des letzten Adams, Jesus Christus.[40]

Wie sieht diese neue Kleidung nun aus? Paulus führt weiter aus:

Kol 3,12–14

> So zieht nun an als die Auserwählten Gottes, als die Heiligen und Geliebten, herzliches Erbarmen, Freundlichkeit, Demut, Sanftmut, Geduld; und ertrage einer den andern und vergebt euch untereinander, wenn jemand Klage hat gegen den andern; wie der Herr euch vergeben hat, so vergebt auch ihr! Über alles aber zieht an die Liebe, die da ist das Band der Vollkommenheit.

Das, meine Freundinnen, ist wahre Schönheit. Das ist der »unvergängliche Schmuck eines sanften und stillen Geistes, der vor Gott sehr kostbar ist« (1 Petr 3,4 SLT). Das ist nicht nur für Gott schön, sondern auch für die Menschen sehr attraktiv.

Paulus meint damit, dass es nur logisch ist, dass der Einbruch der neuen Schöpfung in unser Leben im Hier und Jetzt zur Folge hat, dass wir zunehmend mit der Heiligkeit, Herrlichkeit und Schönheit bedeckt werden, die uns eines Tages vollkommen gehören werden. Das beschreibt er in 2. Korinther 3. Dort ruft er seinen Lesern ins Gedächtnis, wie das Gesicht von Mose mit Herrlichkeit erstrahlte, als dieser aus der Gegenwart Gottes kam, und er eine Decke über sein Angesicht zu legen hatte, damit andere nicht mitansehen mussten, wie diese Herrlichkeit nach und nach verblasste. Paulus hilft uns, zu verstehen, dass der Grad der Herrlichkeit zu-, aber auch abnehmen kann. Die Herrlichkeit des Herrn auf dem Gesicht von Mose verschwand im Laufe der Zeit. Er schreibt: »Wir alle aber spiegeln mit aufgedecktem Angesicht die Herrlichkeit des Herrn wider, und wir werden verwandelt in sein Bild von einer Herrlichkeit zur andern« (V. 18). Die Herrlichkeit, die du und ich innehaben, soll im Laufe unseres Lebens zunehmen.

Von Herrlichkeit zu Herrlichkeit verwandelt werden – das ist immer schon Gottes Plan gewesen. Das war sein Plan für Adam und Eva. Adam und Eva wurden mit einem gewissen Maß an Herrlichkeit im Ebenbild Gottes geschaffen. Wenn sie gehorcht hätten, dann wären sie von diesem Maß an Herrlichkeit zu einem noch höheren hin verwandelt worden. Aber sie scheiterten. Christus hat es uns ermöglicht, tatsächlich mit der besseren Herrlichkeit bekleidet zu werden, die Adam und Eva verwehrt blieb.

Auch jetzt, während der Heilige Geist in uns wirkt, werden wir von der einen Herrlichkeit zur anderen verwandelt. Kommen wir nackt und entblößt vor das Wort Gottes, gestaltet dieses lebendige und kraftvolle Wort unser inwendiges Leben um; es offenbart uns unsere unreinen Gedanken und bösen Absichten, damit wir diese bekennen, uns von ihnen abwenden und uns wahrlich verändern können (vgl. Hebr 4,12–13). Der Geist vollbringt dieses Werk der Umgestaltung, damit wir immer mehr in die Robe der Gerechtigkeit Christ eingewickelt werden – nicht bloß im rechtlichen Sinn, sondern auch in der Wirklichkeit unseres Alltags.

Der Geist gibt uns die Kraft, die rebellische Entschlossenheit, unsere schändliche Sündhaftigkeit öffentlich zur Schau zu stellen, und das selbstgerechte Bestreben, uns in unserer eigenen Herrlichkeit, Gerechtigkeit und Schönheit kleiden zu wollen, hinter uns zu lassen. Wir finden uns mit dem wachsenden Verlangen wieder, mit der Herrlichkeit, Heiligkeit und Schönheit Christi bekleidet zu werden. Wir möchten den Worten von Paulus gehorchen, wenn er schreibt: »[Z]ieht an den Herrn Jesus Christus und sorgt für den Leib nicht so, dass ihr den Begierden verfallt« (Röm 13,14). Wir wollen den neuen Menschen anziehen, »der nach Gott geschaffen ist in wahrer Gerechtigkeit und Heiligkeit« (Eph 4,24). Wir wollen die volle Waffenrüstung tragen (vgl. Eph 6,11–15). Was für eine Garderobe! Wer braucht da schon Designerboutiquen? Wenn wir unser Augenmerk auf diese Kleidung legen, dann macht es uns weniger zu schaffen, in welche Gewänder unsere Körper gehüllt sind. Wir sind gewiss, dass wir noch gar keine Vorstellung davon haben, wie schön wir im Begriff sind zu werden, wenn der eine, der die Lilien auf dem Feld kleidet, auch uns anzieht.

Weil der Geist verändert, wie wir Nacktheit und Kleidung sehen, erkennen wir, dass öffentlich zur Schau gestellte Nacktheit, unser Zuschauen und auch unsere Beteiligung nicht belanglos sind, und begreifen sie als die schmachvolle Rebellion, die Leugnung unserer eigenen Sündhaftigkeit vor Gott, die sie eigentlich ist. Uns wird Anstand lieber als Entblößung. An jedem Tag, an dem wir uns anziehen, geben wir von unserem vergangenen und gegenwärtigen Scheitern Zeugnis, aber auch von der Herrlichkeit, die uns in alle Ewigkeit bedecken und alle Scham tilgen wird.

Der in uns arbeitende Geist ersetzt unser Begehren, mit unserer Kleidung zu verführen oder Eindruck zu schinden, durch das Verlangen, uns so anzuziehen, wie Paulus die Frauen in seinem Brief an Timotheus unterweist, nämlich »mit Anstand und Besonnenheit« (1 Tim 2,9). Anstatt mit unserer Kleidung modische Statements zu setzen, welche die Blicke auf uns ziehen, wollen wir mit unserem Charakter Statements setzen, welche die Blicke auf Christus lenken. Wir möchten, dass andere unser Leben anschauen und uns fragen, wo wir unser Outfit herhaben, weil auch sie so schön sein wollen.

DIE ERWARTUNG WEITERER KLEIDUNG

Wir finden großen Gefallen an der Art und Weise, wie Gott uns heute in Heiligkeit, Schönheit und Herrlichkeit kleidet. Dennoch sehen wir auch, dass wir noch nicht annähernd so heilig, schön oder herrlich sind, wie wir es gern wären. Das ist, wovon Paulus spricht, wenn er den Korinthern schreibt, dass wir seufzen, während wir erwarten, »überkleidet« zu werden (2 Kor 5,4).

Um nachzuvollziehen, was Paulus uns hier sagen möchte, müssen wir verstehen, dass er zwei Metaphern vermischt – die des Gebäudes, in dem wir leben, und die der Kleidung, die wir tragen. Beide beziehen sich auf das Gleiche. Er schreibt:

2 Kor 5,1–4 Denn wir wissen: Wenn unser irdisches Haus, diese Hütte, abgebrochen wird, so haben wir einen Bau, von Gott erbaut, ein Haus, nicht mit Händen gemacht, das ewig ist im Himmel. Denn darum seufzen wir auch und sehnen uns danach, dass wir mit unserer Behausung, die vom Himmel ist, überkleidet werden, weil wir dann bekleidet und nicht nackt befunden werden. Denn solange wir in dieser Hütte sind, seufzen wir und sind beschwert, weil wir lieber nicht entkleidet, sondern überkleidet werden wollen, damit das Sterbliche verschlungen werde von dem Leben.

Paulus beschreibt das gegenwärtige Leben als eine Hütte, welche zeitlich und verletzlich ist. Und er beschreibt unser Leben in der Zukunft als »Überkleidung« mit der himmlischen Behausung. Er möchte »nicht nackt befunden« werden. Offenbar wird die Herrlichkeit, mit der wir bei der Auferstehung bekleidet werden, so viel größer als die Herrlichkeit sein, mit der wir derzeit bekleidet sind, dass unsere gegenwärtige Realität nur als »Nacktheit« beschrieben werden kann.[41] Warum wollen wir »überkleidet« werden? »[D]amit das Sterbliche verschlungen werde von dem Leben.« Anders ausgedrückt sehnen wir uns danach, mit Unsterblichkeit überkleidet zu werden. Wenn ich den vorherigen Brief des Paulus an die Korinther gelesen habe, sollte mir das vertraut vorkommen. In 1. Korinther 15 schreibt Paulus, dass die Herrlichkeit, die wir empfangen werden, wenn wir von den Toten auferweckt werden, so groß sein wird, dass unser jetziger Zustand im Vergleich nur als »Unehre« bezeichnet werden kann.[42] Dann beschreibt er den Tag, an dem wir die Garderobe erhalten werden, nach der wir uns gesehnt haben:

1Kor 15,52–53 Denn es wird die Posaune erschallen und die Toten werden auferstehen unverweslich, und wir werden verwandelt werden. Denn dies Verwesliche muss anziehen die Unverweslichkeit, und dies Sterbliche muss anziehen die Unsterblichkeit.

Das wird das ultimative Outfit sein: Unsterblichkeit. Unendliches, unaufhaltsames Leben. Das kann man sich nicht im Katalog bestellen und es kostet auch weit mehr als 30 Euro. Du selbst kannst es dir gar nicht kaufen, in der Tat ist es für dich erkauft worden: »[D]enn ihr wisst, dass ihr nicht mit vergänglichem Silber oder Gold erlöst seid von eurem nichtigen Wandel nach der Väter Weise, sondern mit dem teuren Blut Christi als eines unschuldigen und unbefleckten Lammes« (1 Petr 1,18–19). Für alle Ewigkeit wirst du das teuerste Outfit aller Zeiten tragen.

Ich liebe das von Paulus gebrauchte Bild der Sterblichkeit, die vom Leben verschluckt wird. Unsere Sterblichkeit, die uns manchmal solche Angst bereitet, wird vom Leben verschlungen werden. Man bedenke nur all die Fälschungen dieser Unsterblichkeit, die uns diese Welt in Form von Schönheits-OPs, Botox, Haarfärbemitteln und Faltencremes zu verkaufen versucht. Oder man bedenke, wie sehr es uns beschäftigt, dass wir älter werden und älter aussehen. Das ist nur einer der Punkte, an denen uns ein von der Geschichte der Bibel gesättigtes Denken im Hier und Jetzt verändern kann. Wenn es fest in unseren Seelen verwurzelt ist, dass wir unsterblich sind, dann hat diese Gewissheit die Kraft, uns vor der Verzweiflung zu bewahren, die mit der Vergänglichkeit der Jugend einhergeht. Wir können Ruhe in der Gewissheit finden, dass wir auf ewig mit Heiligkeit, Schönheit und Herrlichkeit bekleidet sein werden. Das ist die Art Bekleidung, die wir uns für uns selbst und alle unsere Lieben wünschen.

Als ich mit meiner Tochter Hope schwanger war, richtete meine Freundin Dee Proctor eine Babyparty für mich aus. Dort bekam ich viele schöne Dinge geschenkt, unter anderem einen Schneeanzug für neun Monate alte Babys aus einem der schönsten Kinderkleidungsgeschäfte in Nashville. Als Hope einige Wochen später geboren wurde, erfuhren wir, dass ihr Leben sehr kurz sein würde. Der Arzt sagte uns, wir sollten uns darauf vorbereiten, sie für nicht länger als sechs Monate bei uns zu haben.[43] Einige Monate später wollte ich Hope für einen besonderen Anlass besonders hübsch anziehen. Also brachte ich den Schneeanzug in den Laden zurück, in der Hoffnung, ihn für etwas anderes eintauschen zu können. Die liebenswürdige Frau, die dort arbeitete, fragte: »Oh, wollen Sie denn nicht warten, bis sie im Winter hineingewachsen ist?« Ich musste ihr erzählen, dass Hope den Winter nicht mehr erleben würde (die Art unangenehmer Konversation, die ich während Hopes kurzem Leben oft zu führen hatte). Ich fand ein wunderschönes gesmoktes Kleid im Laden, das sie am nächsten Tag trug. Als Hope nun einige Monate später starb, fragte mich der Bestatter, ob ich ein bestimmtes Kleidungsstück für sie hätte, in dem sie beerdigt werden sollte. Ich gab ihm jenes Kleid.

Hope war im Tode wunderschön bekleidet. Doch wie viel schöner wird sie in ihrer Auferstehung bekleidet sein! Sie und alle in Christus werden mit reiner Heiligkeit, überwältigender Schönheit und strahlender Herrlichkeit bekleidet sein. Jetzt im Moment ist nur Jesus vollends in die Herrlichkeit der Auferstehung gekleidet. Aber er ist nur der Erste.

Meine Freundinnen, unsere Zukunft liegt nicht in der Rückkehr zur Nacktheit des Garten Eden. Stattdessen hat es Christus all denen, die mit ihm vereint sind, ermöglicht, mit Unsterblichkeit bekleidet zu werden. Wir werden durch und durch heilig sein, so herrlich, dass wir neue Augen brauchen werden, um einander anschauen zu können. Wir werden so, so schön sein – schön wie

Jesus. Wenn der Mensch des Himmels, der herrliche, auferstandene Christus, auf diese Erde zurückkehrt, werden wir das Gleiche tragen wie er. Und es wird uns nicht peinlich sein. Wir werden uns dessen rühmen. Und bis dahin singen wir:

Da ich denn nichts bringen kann,
schmieg ich an Dein Kreuz mich an.

Nackt und bloß, o kleid mich doch!
Hilflos, ach erbarm Dich noch!

Unrein, Herr, flieh ich zu Dir!
Wasche mich, sonst sterb ich hier!

Jetzt, da ich noch leb im Licht,
wenn mein Aug im Tode bricht,

wenn durchs finstre Tal ich geh,
wenn ich vor dem Richter steh:

Fels des Heils, geöffnet mir,
birg mich, ewger Hort, in Dir![44]

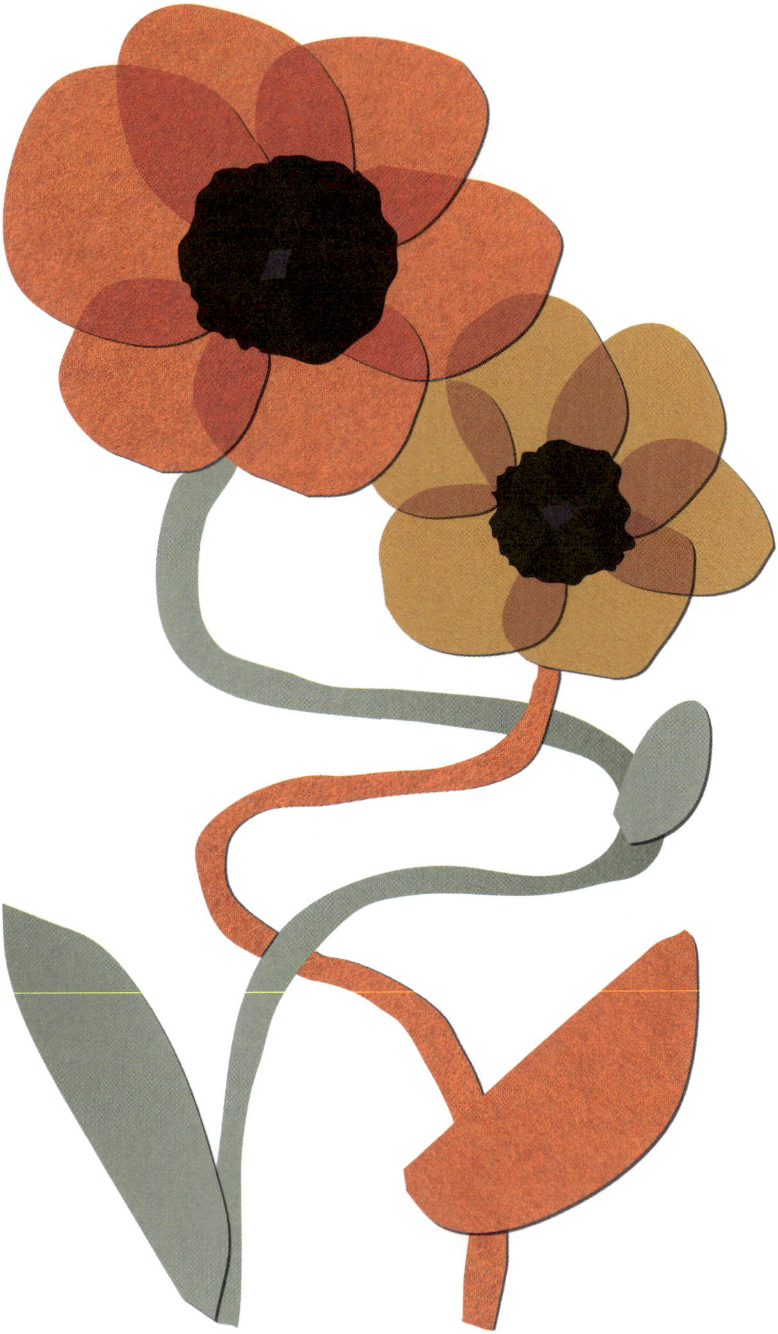

Der Bräutigam

Die Leidenschaft der größten Liebesgeschichten der Welt hallt in Form von Poesie von den Wänden der Geschichte wider. Auch meine große Romanze nimmt sich hiervon nicht aus. Ich bin geneigt zu sagen, dass die nachfolgende Ode an unsere Liebe schlichtweg von einem Überfluss an Zuneigung aus dem Herzen meines Mannes inspiriert wurde, ich erinnere mich aber daran, dass er sie sich in Wahrheit kurz vor einer Valentinstag-Party für Frischvermählte in den Neunzigerjahren aus den Fingern saugte. Dort waren die Ehemänner dazu angehalten, ein Gedicht für ihre Frauen zu schreiben und öffentlich vorzutragen.

David beeindruckte das Publikum mit dem Folgenden:

Wärst du ein Stuhl
und ich eine Termite,
würd' ich an deinem Beine nagen,
bis gar nichts mehr bliebe.

Wäre ich der September
und du der Juli voller Glanz,
tauschte ich mit dem August,
um bei dir zu sein ganz.

Doch bin ich keine Termite,
ich bin doch nur ein Mann.
Darum will ich dich lieben
so gut wie ich kann.

Doch möchte ich dich bitten,
ich muss dich fragen:
Wirst du es mir dennoch gestatten,
dein Bein anzunagen?[45]

Ein wenig später folgte meine in der Kunst der dichterischen Liebesbekundung weitaus weniger bewanderte Antwort:

Wäre ich eine Blume
und die Biene wärst du,
würde ich öffnen die Blüte
damit du summst auf mich zu.

Wäre ich der März
und du wärst der Mai
wünscht' ich mir den Platz
vom Monat April herbei.

Doch du bist ein Mann
und ich bin dein Weib.
So will ich dich lieben
mit Leben und Leib.

Doch will ich dich fragen:
Wärst du zu den Bienen zu zählen –
würdest du aus allen Blumen
wirklich mich erwählen?

Die Liebe liebt es, wenn man ihr dichterisch Ausdruck verleiht. Man denke an die erste Strophe von Elizabeth Barrett Brownings *Sonette aus dem Portugiesischen* Nr. 43:

Wie ich dich liebe? Lass mich zählen wie.
Ich liebe dich so tief, so hoch, so weit,
als meine Seele blindlings reicht, wenn sie
ihr Dasein abfühlt und die Ewigkeit.

Das Sonett schließt mit den Worten:

Mit allem Lächeln, aller Tränennot
und allem Atem. Und wenn Gott es gibt,
will ich dich besser lieben nach dem Tod.

Übersetzung von Rainer Maria Rilke

Die Liebe zwischen einem Mann und einer Frau hat etwas Herrliches an sich, etwas Berauschendes, Atemberaubendes, dem gewöhnliche Sätze nicht Genüge tun können. Daher überrascht es uns nicht, dass die ersten uns überlieferten menschlichen Worte in der

Liebesgeschichte der Bibel ein Liebesgedicht sind. In 1. Mose 2 finden wir einen Ausbruch atemloser Freude aus Adams Herzen, als er sich in seine Braut Eva verliebt: »Die ist nun Bein von meinem Bein und Fleisch von meinem Fleisch« (1 Mose 2,23).

Es leuchtet ein, dass die Bibel mit einem poetischen Ausdruck der Liebe beginnt, ist sie selbst doch vom Anfang bis zum Ende eine Liebesgeschichte. Die Bibel erzählt die Geschichte, wie Gott eine Braut für seinen Sohn erwählt, sammelt und schön macht. Diese Braut, im Gegenzug, ist nicht die Hübscheste oder Liebenswürdigste. Wenn wir die Geschichte der Braut lesen, schockiert es uns von Zeit zu Zeit sogar, dass Gott sie überhaupt erwählt hat. Oft ist ihr Herz verhärtet; oft widersteht sie Gottes Zuneigung und verachtet seine Geschenke. Und doch hört der Vater nicht auf, sie für seinen Sohn zu umwerben und vorzubereiten. Bis jetzt hat es sich als äußerst langwierige Verlobung entpuppt. Der Vater hat einen Hochzeitstag bestimmt und die Einladungen verschickt. So sehr wir diesen Tag herbeisehnen, wird die Hochzeit selbstverständlich nur der Anfang sein. Nach nichts sehnen wir uns mehr als nach der ewigen Ehe, von der wir niemals »bis dass der Tod uns scheidet« sagen werden müssen – nach einer Ehe, die besser als die Ehe sein wird, die Adam und Eva im Garten genießen durften.

DIE URSPRÜNGLICHE BRAUT

Es scheint, als gäbe es heutzutage eine Menge völlig überzogener Erwartungen in Bezug auf Hochzeiten. Der arme Kerl muss nicht nur genug Mut aufbringen, das Mädchen zu fragen, er muss die Verlobung auch noch perfekt inszenieren, mit Photographen und allem Drum und Dran. Und dann kommt die Hochzeitswebseite, die eine

Rubrik mit dem Titel »Unsere Geschichte« beinhalten muss, in der das Brautpaar beschreibt, wie sie sich kennengelernt und verlobt haben. Hätte so etwas wie eine Hochzeitswebseite zur Zeit des Garten Eden existiert, nehme ich an, dass der Text der Rubrik »Unsere Geschichte« folgendermaßen formuliert gewesen wäre:

1 Mose 2,15.18 Und Gott der HERR nahm den Menschen und setzte ihn in den Garten Eden, dass er ihn bebaute und bewahrte. ... Und Gott der HERR sprach: Es ist nicht gut, dass der Mensch allein sei; ich will ihm eine Hilfe machen, die ihm entspricht.

Adam, der einzige Mensch in Eden, stand vor der enormen Aufgabe, die Erde zu erfüllen, sie zu unterwerfen und sie unter Gottes Herrschaft zu regieren. Als Gott die Situation betrachtete, befand er es für Adam als »nicht gut«, allein zu sein. Der Text sagt nicht, dass Adam einsam war. Wenn wir annehmen, dass Gott Adam eine Frau gab, um seiner Einsamkeit Herr zu werden, dann lesen wir etwas in den Text hinein, das dort nicht steht. Wäre Gesellschaft das Problem gewesen, dann würde es heißen, Gott machte ihm eine Begleitung. Es scheint jedoch so, als ob die Aufgabe, die Adam anvertraut wurde, zu groß für ihn war, um sie allein zu bewältigen.[46] Also wurde Adam eine Hilfe gegeben. »Die Frau ermöglichte es dem Mann zu tun, wozu er allein nie imstande gewesen wäre«.[47] Der Bericht in 1. Mose scheint sich gegen alle unsere überromantischen Vorstellungen der Ehe zu stemmen, wenn er zeigt, dass der Zweck der Ehe damals wie heute nicht in der Zweisamkeit oder der sexuellen Erfüllung liegt. Obwohl sie sicherlich das Potential hat, uns all diese wundervollen Dinge zu gewähren, ist der ursprüngliche und noch immer hauptsächliche Zweck der Ehe, den Absichten Gottes in seiner Welt zu dienen.[48]

Vielleicht geht es dir gegen den Strich, dass Eva als Hilfe beschrieben wird. Möglicherweise empfindest du das ihr oder allen Frauen gegenüber als herabwürdigend. Es ist wichtig, davon Notiz zu nehmen, dass Gott selbst durch die Bibel hindurch als Hilfe bezeichnet wird, insbesondere im Kampf gegen die Feinde Israels.[49] Eine Hilfe bei der Erfüllung, Unterwerfung und Beherrschung der Welt zu sein, ist also etwas sehr Göttliches und Nobles.

Mose beschreibt, wie die Frau geschaffen und dem Mann vorgestellt wird:

1 Mose 2,21–22 Da ließ Gott der HERR einen tiefen Schlaf fallen auf den Menschen, und er schlief ein. Und er nahm eine seiner Rippen und schloss die Stelle mit Fleisch. Und Gott der HERR baute eine Frau aus der Rippe, die er von dem Menschen nahm, und brachte sie zu ihm.

Eine von Gott gestiftete Ehe. Ganz ohne Dating-Webseiten. Dort im grünenden Garten, am Fluss, der aus Eden fließt, brachte Gott seinem Sohn Adam eine Braut und stellte sie ihm vor. Adam machte eines der weltbesten Nickerchen, erwachte zu einem der größten Geschenke Gottes und wurde Teil der ersten Hochzeit der Geschichte. Wie ein Brautvater führte Gott Eva zu Adam, und Adams Antwort, ein Liebesgedicht, wurde zu den ersten jemals verzeichneten Worten eines Menschen:

1 Mose 2,23 SLT Da sprach der Mensch:
Das ist endlich Gebein von meinem Gebein
und Fleisch von meinem Fleisch!
Die soll »Männin« heißen;
denn vom Mann ist sie genommen.

Ein Erguss der Freude aus dem Herzen Adams. »Endlich«, rief er aus. Alle Tiere waren an Adam vorbeigeführt worden, damit er sie benenne. Obwohl diese lebten und atmeten wie er, konnte ihm keines von ihnen bei der großen Aufgabe zur Seite stehen, die Gott ihm aufgetragen hatte. »Endlich« drückt das erwiderte Sehnen Adams nach einer anderen Kreatur aus, die wie er ist – keine Kopie, sondern ein passendes Gegenstück. Gott schuf Eva aus Adams eigenem Fleisch, doch wie ein wahrer Künstler veredelte er sein ursprüngliches Werk und versah es mit weicheren Kurven und verfeinerten Zügen. Nach diesem poetischen Ausruf Adams scheint es, als ob der Erzähler dieser Liebesgeschichte sich direkt an sein Urpublikum und auch an uns wendet und uns hilft, die Verbindung zwischen dieser ersten Ehe in Eden und jeder seither geschlossenen Ehe zu ziehen: »Darum wird ein Mann seinen Vater und seine Mutter verlassen und seiner Frau anhangen, und sie werden sein ein Fleisch« (1 Mose 2,24).

Die Ehe soll eine lebenslange, sich selbst völlig aufgebende Einheit eines Fleisches sein, sogar noch inniger als die Bindung zwischen Eltern und ihren Kindern. Verheiratet zu sein, bedeutet, alles miteinander zu teilen – Körper, Geld, Hoffnungen, Bedrängnisse, Erfolge und Fehlschläge, Krankheit und Gesundheit, bis dass der Tod scheidet. Ray Ortlund drückt es so aus: »Zwei selbstbezogene Ichs fangen damit an, wie ein gemeinsames Wir zu denken.«[50] In dieser allerersten Ehe hatten Adam und Eva nichts voreinander zu verbergen, nichts zu beschützen und alles miteinander zu teilen. Ihre Gegenwart war von ihrer Beziehung erfüllt und ihre Zukunft voller Sinn und Möglichkeiten.

Wäre es nicht großartig, wenn wir die Geschichte der menschlichen Ehe an genau dieser Stelle anhalten könnten? Wäre es nicht wundervoll, wenn alle von uns Evas Erfahrung teilen könnten, als Braut innig geliebt und wertgeschätzt zu werden? Wäre es nicht phantastisch, Ehen zu haben, die so intim und unberührt von

Langeweile, Enttäuschung, Verrat, Entfremdung, Frustration, Versagen oder Tod sind, wie es die Ehe von Adam und Eva zu diesem Zeitpunkt war?

Stattdessen schreitet die Geschichte voran und die Schöpfung aus 1. Mose 2 wird in 1. Mose 3 auf den Kopf gestellt. Die Tiere sollen von den Menschen beherrscht werden, doch in 1. Mose 3 erlangt ein Kriechtier die Oberhand. Die Frau, als Helferin des Mannes in der Ausführung der Gebote Gottes gedacht, wird zu einem Hindernis. Der Mann, der seine Frau hätte gnädig führen und vor Leid beschützen sollen, entsagt seinen Pflichten und lässt zu, dass sie verführt wird.

Es fällt schwer zu glauben, dass die zwei selben Menschen, die nackt und ohne Scham waren, nur ein paar Verse später versuchen, sich zu verstecken. Es fällt schwer zu glauben, dass derselbe Mann, der ausrief »Endlich!«, als er seiner Frau willkommen heißend die Hand entgegenstreckte, nur ein paar Verse später mit dem Finger auf sie zeigt und ruft: »Die Frau, die du mir zugesellt hast, gab mir von dem Baum und ich aß« (1 Mose 3,12).

Die Ehe hatte eine Mission – die Erde mit Nachkommen zu erfüllen, sie sich untertan zu machen und über sie zu herrschen. Es war eine im Himmel gestiftete Ehe auf der Erde. Und doch lief diese Ehe, wie so viele Ehen, völlig aus dem Ruder. Diese Partnerschaft, die der Welt Segen hätte bringen sollen, brachte ihr den Fluch. Anfängliche Freude verwandelte sich in ordnungsfeindliches, Schuld zuweisendes und von Vorwürfen geplagtes Verstecken, in Entfremdung und Konflikt. 1. Mose 3 erklärt, warum so viele, die mit den höchsten Erwartungen heiraten, sich mit gebrochenen Herzen wiederfinden:

1 Mose 3,16 Und zur Frau sprach er:
Ich will dir viel Mühsal schaffen,
wenn du schwanger wirst;

> unter Mühen sollst du Kinder gebären.
> Und dein Verlangen soll nach deinem Mann sein,
> aber er soll dein Herr sein.

Gott warnt Adam und Eva, dass sich der Fluch in ihre Ein-Fleisch-Beziehung und in ihre Mission fressen wird, sodass sie auf drei bestimmte Arten für immer verändert sein werden. Zuerst wird die einst schmerzlose Aufgabe, die Erde mit Nachkommen zu füllen, nun große Schmerzen bereiten. Gemeint sind nicht nur die Geburtswehen. Es gibt keine PDA, die stark genug ist, den Schmerz zu betäuben, als Sünder ein sündiges Kind nicht nur zu gebären, sondern auch in einer von Sünde verfluchten Welt großzuziehen.

Wünschen wir uns nicht manchmal, es gäbe einen Weg, uns gegen die Schmerzen zu wappnen, die unsere tiefe Liebe für oder das tiefe Verlangen nach eigenen Kindern in unseren Leben schaffen? Die tiefe Verletzung, mitansehen zu müssen, wie unser Kind ausgeschlossen wird oder zurückbleibt, überwältigt oder unterschätzt wird? Bevor man selbst Mutter wird, kann man schlichtweg nicht begreifen, wie sehr einem der Schmerz des eigenen Kindes oder ein Lebensstil, den es verfolgt, wehtun kann. Aber jede Mutter und jede, die verzweifelt eine sein möchte, würde bestätigen, dass du »unter Mühen ... Kinder gebären« sollst.

Gott sagte zu Eva, ihr »Verlangen soll nach [ihrem] Mann sein.« Wir wollen ja nach unserem Mann verlangen, anfänglich klingt das gar nicht nach einem Problem. Ehrlich gesagt, ist die Art und Weise, wie wir »Verlangen« in diesem Vers verstehen sollen, umstritten.[51] Dennoch ist es beachtlich, dass dasselbe Wort gleich im nächsten Kapitel gebraucht wird. Beide Male spricht Gott. Man darf also eine gewisse Beständigkeit in seiner Bedeutung erwarten. Blättern wir von Kapitel 3 zu Kapitel 4, sehen wir, dass Kain, der Sohn von Adam und Eva, so neiderfüllt war, dass er seinen Bruder Abel töten wollte. Der Herr sprach zu Kain: »Bist du aber nicht fromm, so lauert die Sünde vor der Tür, und nach dir hat sie Verlangen; du aber herrsche über sie« (1 Mose 4,7). Die Sünde wollte eindeutig über Kain herrschen, sie wollte Kain befehlen, was er zu tun hatte, nämlich seinen Bruder Abel töten. Das gewährt uns eine gewisse Einsicht in das, was Gott zur Frau im vorherigen Kapitel sagte. Die Sünde, die sie begangen hatte, hatte sie, ihren Ehemann und damit auch ihre Beziehung zueinander zutiefst verändert. Sie war dazu gemacht worden, ihn in seiner gottgegebenen Mission zu unterstützen, doch von nun an sollte seine Führungsposition ihr fortwährend sauer aufstoßen. Die Sünde würde seinen Führungsstil verdrehen. Anstatt liebevoll und gnädig im gemeinsamen Dienst am Herrn zu führen, würde er zu harter, herrischer und sogar ausbeuterischer Führung neigen oder dazu, überhaupt nicht zu führen. Anstatt mit ihr an seiner Seite zu herrschen, würde er versuchen, über sie zu herrschen. Oder anders ausgedrückt: Ihre Ehe würde, genau wie jede andere seither geschlossene Ehe, dringend Gnade benötigen.

Spätestens an diesem Punkt muss Adam und Eva klar geworden sein, dass sie nun nicht mehr im Paradies waren – wie auch uns klar ist, dass wir nicht mehr dort sind. Dennoch endete ihre Liebesgeschichte nicht mit einem totalen Desaster, sondern mit Hoffnung. Inmitten des Fluchs erging eine Verheißung, die sie mit Hoffnung für die Zukunft erfüllte. Die Verheißung eines Kindes, das eines Tages als ihr Nachkomme geboren werden sollte und der Schlange den Kopf zerschmettern würde, entfachte eine Erwartung in Adam und Eva. Sie begannen damit, auf einen zweiten Adam zu hoffen, einen treueren Bräutigam als den ersten Adam; ebenso wie auf eine zweite Eva, die reine Braut, die Eva nicht zu sein vermochte.[52]

Wir selbst finden uns irgendwo in der Mitte dieser großen Geschichte wieder. Wir wissen, wie es sich für Adam anfühlte, sich nach jemandem zu sehnen, mit dem man das Leben teilen kann

– kein Duplikat oder Gegenteil, sondern ein Gegenstück. Und manche von uns wissen, wie es sich anfühlt, sagen zu können: »Endlich habe ich ihn gefunden!« Aber andere von uns wissen auch, wie es sich anfühlt, den zu verlieren, von dem wir glaubten, er wäre »der Eine«. Manche von uns wissen, wie es ist, eine Ehe zu führen, deren Anfang voller Sinn und Versprechen war, aber durch Sünde – seine, ihre, unsere – von Enttäuschung, Konflikten und vielleicht sogar Scheidung gebrandmarkt worden ist. Wieder andere von uns stellen sich die Frage, ob es uns jemals vergönnt sein wird, »Endlich!« zu sagen – ob wir unser Gegenstück jemals kennenlernen werden.

Was also hat uns diese Ehe in Eden, was hat uns die Ehe an sich, vom Anfang der Bibel bis hin zum heutigen Tag, zu sagen? Uns, die wir es wagen, darauf zu hoffen, dass die im allerersten Liebesgedicht der Welt ausgedrückte große Freude darüber, dass ein Junge ein Mädchen trifft, nicht nur wiederhergestellt, sondern auch noch übertroffen werden kann?

Eine Menge! Und jeder von uns ist zu diesem »... und sie lebten glücklich bis an ihr Lebensende« eingeladen.

DIE GELIEBTE BRAUT

Seit die erste Ehe so schiefgelaufen ist, arbeitet Gott an der Verwirklichung seines Planes, eine makellose Braut einem makellosen Ehemann zuzuführen. Man könnte die Weltgeschichte die längste Verlobung aller Zeiten nennen. Nichts und niemand kann die Durchführung dieser Hochzeitszeremonie verhindern. Für diese Ehe lohnt sich das Warten.

Gott begann damit, dass er Abraham und Sarah (ein nicht gerade makelloses Pärchen) zu sich rief und ihre Ehe mit einem Sohn namens Isaak segnete. Als die Zeit für Isaaks Hochzeit gekommen war, wollte Abraham ihm keine Tochter der Kanaaniter zur Frau geben und schickte deshalb einen treuen Diener zurück in sein Heimatland, um dort eine Verwandte zu finden. Sein Diener reiste in die Stadt Nahors und wartete am Brunnen außerhalb der Stadt auf die Tageszeit, zu der die Frauen hinausgingen, um Wasser zu holen. (Ich nehme an, ohne Dating-Webseiten sind Brunnen der beste Ort, um mögliche Heiratskandidatinnen zu erspähen.)

Isaak war der Sohn der Verheißung, und Gott wollte ihm seine Braut an diesen Brunnen bringen. So kam nun Rebekka hinaus zum Brunnen. Sie war die Eine. Gott brachte Abrahams Sohn eine Braut, damit die Hochzeitsvorbereitungen beginnen konnten. Isaak und Rebekka sollten zwei Söhne haben, Jakob und Esau, und es kam der Tag, an dem Jakob in dasselbe Land reiste. Er stand bei einem Brunnen, als Rahel sich ihm mit der Herde ihres Vaters näherte. 1. Mose 29 berichtet uns:

1 Mose 29,10–11 Als Jakob aber Rahel sah, die Tochter Labans, des Bruders seiner Mutter, und die Schafe Labans, des Bruders seiner Mutter, trat er hinzu und wälzte den Stein von dem Loch des Brunnens und tränkte die Schafe Labans, des Bruders seiner Mutter. Und er küsste Rahel und weinte laut.

Offensichtlich war es Liebe auf den ersten Blick. Er war völlig hin und weg. Die Szene hat etwas von einem »Endlich!«. Wieder brachte Gott eine Braut an einen Brunnen, dieses Mal für Jakob. Vierhundert Jahre später hatten sich die zwölf Söhne Jakobs zu einem Volk von zwei Millionen Menschen vermehrt. Sie lebten jedoch als Sklaven in Ägypten. Mose wollte sie befreien, doch sein Plan ging schief. So floh er aus Ägypten, ging ins Land Midian und setzte sich an einem Brunnen nieder. An diesem Tag kamen sieben Töchter des Priesters von Midian zum Brunnen, um die Herde ihres Vaters zu tränken. Eine von ihnen, Zippora, fand dort an diesem Tag ihren Ehemann. Gott hatte auch Mose eine Braut zum Brunnen gebracht.

Diese aber waren nicht die einzigen Bräute des Alten Testaments. Es war Israel, das Volk Gottes, das durch das Alte Testament hindurch die Titelseiten der Brautmagazine schmückte. Durch das gesamte Alte Testament hindurch sehen wir, wie Gott an seinem Volk arbeitet, es zu einer Braut zubereitet. So nämlich sah er Israel – als seine Braut: »Denn der dich gemacht hat, ist dein Mann – HERR Zebaoth heißt sein Name«, schreibt der Prophet Jesaja (Jes 54,5).

Gott führte seine Braut aus der Wüste. Dort in der Wildnis wurde sie sehr durstig – körperlich wie geistlich. Also ließ Gott ihr einen Brunnen mitten in der Wüste entspringen, der sie mit Wasser aus einem Felsen versorgte, das ihren Durst löschte. Er gab ihr ein Zuhause und kam herab, um mit ihr darin zu wohnen. Er liebte, führte und umsorgte sie. Und doch wurde die Geschichte Israels von einer außerehelichen Affäre nach der anderen gekennzeichnet. Gottes geliebte Braut entfloh ihm ständig zu den Höhenheiligtümern, um sich bei der Anbetung anderer Götter sexuell zu vergnügen.

DIE RUINIERTE BRAUT

Traurigerweise lief die Ehe zwischen Gott und seiner Braut Israel, die so verheißungsvoll begonnen hatte, ziemlich schief. Durch den Propheten Jeremia hören wir, wie der Herr sich wehmütig an den Anfang seiner Liebesgeschichte mit Israel erinnert:

Jer 2,2 So spricht der HERR:
Ich gedenke der Treue deiner Jugend
und der Liebe deiner Brautzeit,
wie du mir folgtest in der Wüste,
im Lande, da man nicht sät.

Bevor sie in das Land kamen, hatte Gott ihnen klargemacht, dass es ihm um ihr Herz ging:

5 Mose 6,5.14–15 Und du sollst den Herrn, deinen Gott, lieb haben von ganzem Herzen, von ganzer Seele und mit all deiner Kraft. ... Und ihr sollt nicht andern Göttern nachfolgen, den Göttern der Völker, die um euch her sind – denn der HERR, dein Gott, ist ein eifernder Gott in deiner Mitte.

Er machte zudem deutlich, dass Israel das Objekt seiner Zuneigung war:

5 Mose 7,7–8 Nicht hat euch der Herr angenommen und euch erwählt, weil ihr größer wäret als alle Völker – denn du bist das kleinste unter allen Völkern –, sondern weil er euch geliebt hat und damit er seinen Eid hielte, den er euren Vätern geschworen hat. Darum hat der Herr euch herausgeführt mit mächtiger Hand und hat dich erlöst von der Knechtschaft, aus der Hand des Pharao, des Königs von Ägypten.

Gott vermachte seiner Braut ein Liebesgedicht, das ihr dabei helfen sollte zu sehen, wie schön und erfüllend ihre Liebesbeziehung sein könnte – das Hohelied der Liebe. In diesem Buch zeichnet Gott in Gedichtform das Bild einer leidenschaftlichen Liebe zwischen einem Bräutigam und seiner Braut, beide Hals über Kopf ineinander verliebt. Er spricht von einer Liebe so »stark wie der Tod und Leidenschaft unwiderstehlich wie das Totenreich. Ihre Glut ist feurig und eine gewaltige Flamme« (Hld 8,6).

Dieses Lied hätte in den Herzen des Volkes Gottes ein sich nach dem Bräutigam verzehrendes Feuer entfachen sollen. Es hätte in Israel die zuversichtliche Erwartung einer völlig erfüllenden Liebesgeschichte wecken sollen, die sie auf den Bräutigam hätte warten lassen. Doch sie blieb stur auf ihren ehebrecherischen Wegen.

Also sandte Gott einen Propheten namens Hosea. Hoseas Auftrag bestand nicht nur darin, Gottes untreue Ehefrau mit Worten zu konfrontieren; nein, seine eigene Ehe mit einer treulosen Braut sollte Israel ein lebendiges Bild seiner immer wiederkehrenden und zerstörerischen Untreue bieten:

Hos 1,2 Als der Herr anfing zu reden durch Hosea, sprach er zu ihm: Geh hin und nimm eine hurende Frau und Hurenkinder; denn das Land läuft vom Herrn weg der Hurerei nach.

Hosea aber bot ihnen noch mehr als das Bild einer schlechten Ehe. Hoseas unnachgiebige Liebe zu einer untreuen Braut veranschaulichte Israel auch, was Gott als Bräutigam zu tun gedachte. Nachdem Gomer von ihren Liebhabern benutzt und an den Höchstbietenden versteigert worden war, hörte Hosea den Herrn sprechen: »Geh noch einmal hin und liebe eine Frau, die Geliebte eines anderen und eine Ehebrecherin ist, wie auch der HERR die Israeliten liebt, obgleich sie sich andern Göttern zuwenden«. Hosea berichtet: »Da kaufte ich sie mir für fünfzehn Silberstücke und fünfzehn Scheffel Gerste und sprach zu ihr: Lange Zeit wirst du bei mir bleiben, ohne zu huren und ohne einem Mann anzugehören, und auch ich werde nicht zu dir eingehen« (Hos 3,1–3).

Durch seine unnachgiebige, erlösende Liebe zu einer unwürdigen, ehebrecherischen Braut bot Hosea dem Volk Gottes in seinen Tagen einen Ausblick auf die unnachgiebige, erlösende, heiligende Liebe unseres göttlichen Bräutigams. Offenkundig hatte Gott den Plan, seinem Sohn eine Braut zuzuführen, noch nicht zu Grabe getragen. Um Israel Hoffnung auf den Tag seines Kommens zu geben, gab er dem Propheten Jesaja die Vision eines zukünftigen Hochzeitstages:

Jes 62,4–5

Man soll dich nicht mehr nennen »Verlassene«
und dein Land nicht mehr »Einsame«,
sondern du sollst heißen »Meine Lust«
und dein Land »Liebe Frau«;
denn der HERR hat Lust an dir,
und dein Land hat einen lieben Mann.

Denn wie ein junger Mann eine Jungfrau freit,
so wird dich dein Erbauer freien,
und wie sich ein Bräutigam freut über die Braut,
so wird sich dein Gott über dich freuen.

Der Prophet blickte in die Zukunft und sah die Verlassene heiraten und glücklich bis ans Ende ihrer Tage leben. Ein bewegendes Bild. Aber mal ehrlich – es grenzt doch an Leichtgläubigkeit, wenn man denkt, dass diese ruinierte Braut jemals wieder rein oder schön genug werden könnte, um von ihrem heiligen Bräutigam angenommen zu werden, oder? Die Hoffnungslosigkeit dieser Situation trieb viele dazu, sich nicht mehr nach diesem heiligen Ehemann zu sehnen. Stattdessen arrangierten sie sich mit einer leidenschaftslosen Beziehung zu Gott und einer Anbetung, die sich auf Äußerlichkeiten beschränkte. Sie ehrten Gott mit ihren Lippen, aber ihre Herzen waren fern von ihm (vgl. Mk 7,6).

DER BRÄUTIGAM

Endlich, nach vierhundert Jahren ohne ein einziges Wort über die Hochzeit, trat Johannes der Täufer auf und nannte sich einen »Freund des Bräutigams« (Joh 3,29). Der Bräutigam erschien genau zur rechten Zeit. Zu Beginn seines Dienstes finden wir ihn auf einer Hochzeit zu Kana wieder, wo es ein großes Problem gab. Zu dieser Zeit war der Bräutigam dafür verantwortlich, den Wein für die Feierlichkeiten bereitzustellen, doch auf dieser Hochzeit war der Wein ausgegangen. Glücklicherweise war der wahre und treue Bräutigam zugegen und tat, was ein Bräutigam tun muss. Doch dieser Bräutigam war mehr als jeder andere Bräutigam. Jesus sorgte für derart köstlichen Wasser-zu-Wein, dass die Hochzeitsgäste dachten, der Bräutigam hätte den besten Wein schlichtweg für das Ende zurückgehalten. Es scheint, als wolle der Evangelist uns gleich zu Beginn zeigen, wer Jesus wirklich ist – der wahre Bräutigam, der Eine, auf den Gottes Volk gewartet hatte, seit der erste Bräutigam Adam in Eden so krachend gescheitert war.

Nach der Hochzeit zu Kana kamen die Jünger des Johannes mit der Sorge zu ihm, dass die Leute zu Jesu Jüngern anstelle von Johannes gehen könnten, um getauft zu werden. Johannes aber antwortete: »Wer die Braut hat, der ist der Bräutigam; der Freund des Bräutigams aber, der dabeisteht und ihm zuhört, freut sich sehr über die Stimme des Bräutigams« (Joh 3,29). Als letzter Prophet des Alten Bundes wusste Johannes der Täufer, dass es die Stimme dieses Bräutigams war, nach der sich Gottes Volk am meisten gesehnt hatte.

Würden sie doch nur seine Stimme erkennen. Würden sie doch nur zu ihm kommen, der mit offenen Armen und offenem Herzen auf sie wartete. Die Realität sah jedoch anders aus: »Er kam in sein Eigentum; und die Seinen nahmen ihn nicht auf« (Joh 1,11).

Vielleicht war es Teil des Problems, dass der Bräutigam sein Auge auf eine Braut geworfen hatte, die weitaus exotischer und vielgestaltiger war, als es die Juden erwartet hatten. Diese Braut sollte aus Menschen aller Nationen bestehen. Im vierten Kapitel des Johannesevangeliums werden wir Zeugen, wie Jesus durch Samaria zog (ein Fauxpas für jeden Juden, der etwas auf sich hielt) und direkt zum Brunnen Jakobs ging. Dort fand Jesus die unmöglichste aller Heiratskandidatinnen vor. Sie ging zu einer ungewöhnlichen Zeit zum Brunnen, um den anderen Frauen aus der Stadt aus dem Weg zu gehen, hatte sie doch aller Wahrscheinlichkeit nach mit einigen ihrer Ehemänner geschlafen. Ihre Geschichte war eine Litanei gescheiterter Ehen und zu diesem Zeitpunkt schlief sie mit einem Mann, mit dem sie nicht verheiratet war. Keiner ihrer verflossenen Liebhaber hatte sich als treu entpuppt. Alle hatten sie nur benutzt, und ihr Leben war mit Scham und Herzschmerz erfüllt. Als sie aber am Brunnen ankam, traf sie auf einen Mann, der ihre gesamte Vergangenheit kannte und sich ihr dennoch mit diesen Worten anbot:

Joh 4,13–14

> Wer von diesem Wasser trinkt, den wird wieder dürsten; wer aber von dem Wasser trinkt, das ich ihm gebe, den wird in Ewigkeit nicht dürsten, sondern das Wasser, das ich ihm geben werde, das wird in ihm eine Quelle des Wassers werden, das in das ewige Leben quillt.

Wieder einmal hatte Gott eine Braut zum Brunnen gebracht. Sie stammte aus dem falschen Viertel und hatte eine schimpfliche sexuelle

Vergangenheit. Und sie war durstig – so, so durstig. Sie hatte einen unstillbaren Durst, geliebt zu werden, Befriedigung jenseits eines Moments des Vergnügens zu finden, akzeptiert, beschützt und wertgeschätzt zu werden. Zuerst dachte sie, Jesus sei ein Prophet. Nach und nach aber begriffen sie und viele andere Samaritaner in ihrer Stadt, dass er der Erlöser der Welt, der zweite Adam, der wahre und treue Bräutigam war und dass er sie – solche, die nicht aus den besten Familien stammten, solche mit wechselhafter Vergangenheit, solche, die es sich niemals angemaßt hätten, beim Gang zum Altar Weiß zu tragen – einlud, mit ihm in einer ewig währenden Ehe vereint zu werden.

Diese ewige Ehe ist es, auf die Jesus vielleicht anspielte, als die Sadduzäer zu ihm kamen und ihn wegen einer Frau fragten, die im Lauf des Lebens sieben Ehemänner gehabt hatte: Welcher dieser Männer würde der ihre in der Auferstehung sein? Jesu Antwort war, dass sie weder die Schriften noch die Kraft Gottes verstünden, denn »in der Auferstehung werden sie weder heiraten noch sich heiraten lassen, sondern sie sind wie Engel im Himmel« (Mt 22,30).

Für einige von uns ist es eine eigenartige Vorstellung, in der Ewigkeit nicht mehr mit der Person verheiratet zu sein, die wir in diesem Leben so innig geliebt haben – als könne sie nicht richtig sein. Aber offensichtlich ist die Ehe, wie wir sie kennen, speziell für dieses Zeitalter gedacht. Das heißt nicht, dass es im kommenden Zeitalter keine tiefen Beziehungen mehr geben wird. In der Tat werden unsere Beziehungen zu unseren Lieben vertieft werden, weil die Sünde unsere Verbindungen zueinander nicht länger betrübt oder behindert. John Piper schreibt: »Dort wird es zwar keine Ehe mehr geben (Matthäus 22,30), aber das, was sie eigentlich bedeutet hat – und auch ihre Freuden, mit millionenfacher Stärke.«[53] Der Himmel wird von zwischenmenschlichen Beziehungen erfüllt sein – miteinander und mit dem, den wir am meisten lieben – mit unserem herrlichen Bräutigam. Auf gewisse Art sind wir alle verheiratet – mit demselben

Ehemann! Der Schatten der zeitlichen menschlichen Ehe wird der Substanz gewichen sein – der ewigen Ehe zwischen Christus und seiner Braut. Und das wird die glücklichste Ehe aller Zeiten sein.

Wir werden ihn lieben, weil er uns zuerst geliebt hat. Tatsächlich hat kein Bräutigam seine Braut so sehr geliebt oder wird sie jemals so sehr lieben wie Christus die seine:

Eph 5,25-27 Christus [hat] die Gemeinde geliebt ... und hat sich selbst für sie dahingegeben, um sie zu heiligen. Er hat sie gereinigt durch das Wasserbad im Wort, damit er für sich die Gemeinde herrlich bereite, die keinen Flecken oder Runzel oder etwas dergleichen habe, sondern die heilig und untadelig sei.

Oh, meine Lieben, wir sind so sehr von unserem Bräutigam geliebt – in Vergangenheit, Gegenwart und Zukunft! Wie die Liebe des Bräutigams im Hohelied der Liebe, war die Liebe unseres Bräutigams »so stark wie der Tod«, sogar wie der Tod am Kreuz. So wie Hosea bezahlte auch unser Bräutigam den Preis, um seine Braut aus der Sklaverei der Sünde zu erlösen, und heiligt sie schon jetzt für sich selbst. Dieser Heiligungsprozess wird eines Tages abgeschlossen sein. Er, »der in euch angefangen hat das gute Werk, der wird's auch vollenden bis an den Tag Christi Jesu« (Phil 1,6). Wir werden die schönste Braut sein, die jemals in die Augen ihres Bräutigams geblickt hat.

Gott führt eine Braut zu seinem Sohn, dem zweiten Adam, und stellt sie vor ihn. Eines Tages werden wir von einem der besten Nickerchen aller Zeiten erwachen, Teil des größten Geschenks aller Zeiten sein, am reichhaltigsten aller Bankette teilnehmen, dem schönsten Bräutigam aller Zeiten in die Augen sehen und die beste aller Ehen genießen – eine Ehe, die für immer währen wird. Gott wird uns als Braut vor unseren Bräutigam stellen. Der Apostel Johannes hat uns einen Ausblick auf diesen Hochzeitstag gewährt:

Offb 21,1–2

> Und ich sah einen neuen Himmel und eine neue Erde; denn der erste Himmel und die erste Erde sind vergangen, und das Meer ist nicht mehr. Und ich sah die heilige Stadt, das neue Jerusalem, von Gott aus dem Himmel herabkommen, bereitet wie eine geschmückte Braut für ihren Mann.

Ich stelle mir den Bräutigam vor, wie er den Blick auf seine Braut richtet und es sich nicht verkneifen kann, wie der erste Adam »Endlich!« zu rufen, als dieser zum ersten Mal seine Braut sah. Endlich werden wir alles sein, wofür wir bestimmt waren. Endlich wird der Fluch, der so viel Leid und Streit in unsere irdischen Ehen brachte, für immer fort sein. Endlich werden wir auf ewig zusammen sein. »Siehe da, die Hütte Gottes bei den Menschen! Und er wird bei ihnen wohnen, und sie werden seine Völker sein, und er selbst, Gott mit ihnen, wird ihr Gott sein« (Offb 21,3). Keine Trennung mehr und auch keine Entfremdung.

Diese Ehe wird so viel besser sein als die Ehe von Adam und Eva in Eden. Unser Bräutigam, der zweite Adam, wird nicht beim

Versuch scheitern, uns liebevoll zum Baum des Lebens zu führen. Er wird nicht daran scheitern, uns vor dem Bösen zu beschützen. Er wird uns weder unterdrücken noch missbrauchen oder ignorieren. Er wird sich nicht davonstehlen. Er wird nicht sterben. Seine Liebe wird uns in einem Zuhause, das noch besser ist als Eden, für immer zufrieden machen.

Egal wie gut sie ist – keine menschliche Ehe kann die Erwartungen erfüllen, die wir in Bezug auf völlige Zufriedenheit, ungetrübte Harmonie und Intimität haben. Nur die ewige und ultimative Ehe kann das tun. Nachdem zwei Sünder sich das Ja-Wort gegeben haben, gibt es immer eine kleine leise Stimme, die flüstert: »Was haben wir da getan?« Doch unsere allzu unvollkommene Ehe oder unser Bedürfnis nach einem Ehemann können uns Lust machen auf die perfekte zukünftige Ehe. Ob wir nun verheiratet sind oder alleinstehend, geschieden oder verwitwet, unser Leben ist dafür gedacht, dass wir uns nach dieser besseren Ehe sehnen. Und eines Tages wird dieses Sehnen erfüllt werden. Versuche nicht, deinen Wunsch nach Liebe zu unterdrücken. Lenke ihn auf den einen um, der dich als Einziger für immer so lieben kann, wie du es dir wünschst.

Glaube nicht, dass der Bräutigam nicht kommt, nur weil er sein Kommen verzögert hat. Sei nicht wie die fünf törichten Jungfrauen, die unvorbereitet waren. Jesu Gleichnis vom Bräutigam und den Jungfrauen endet auf eine Art und Weise, die einigen von uns unangenehm oder sogar anstößig erscheinen mag.

Mt 25,10–12 Und als sie hingingen zu kaufen, kam der Bräutigam; und die bereit waren, gingen mit ihm hinein zur Hochzeit, und die Tür wurde verschlossen. Später kamen auch die andern Jungfrauen und sprachen: Herr, Herr, tu uns auf! Er antwortete aber und sprach: Wahrlich, ich sage euch: Ich kenne euch nicht.

Vielleicht kommt uns das eiskalt vor. Vielleicht denkst du sogar, ein Gott der Liebe würde so etwas niemals tun. Aber gerade weil er ein Gott der Liebe ist und dies tun wird, hat er Jesus geschickt, um uns zu warnen.

Gerade weil er ein Gott der Liebe ist, hat er uns sein Wort gegeben, das mit einer offenen Einladung an alle endet, zur teuersten und extravagantesten Hochzeit aller Tage zu kommen. Im letzten Kapitel der Bibel lesen wir: »Und der Geist und die Braut sprechen: Komm! Und wer es hört, der spreche: Komm! Und wen dürstet, der komme; wer da will, der nehme das Wasser des Lebens umsonst« (Offb 22,17). Der Geist und die Braut laden alle dazu ein, zu diesem Brunnen des lebendigen Wassers, zu Christus selbst, zu kommen. Auch jetzt arbeitet Gott an diesem Brunnen. Er umwirbt und bereitet seinem geliebten Sohn eine wunderschöne Braut zu. Der Heilige Geist, der durch Gottes Wort spricht, sagt dir: »Komm!« Alle, die bereits für diese Hochzeit geschmückt werden, sagen: »Komm!« Stimme ein und sag auch du zu diesem Bräutigam: »Komm!«

Im fast allerletzten Vers der Bibel bekommen wir zu hören, wie uns der Bräutigam Worte der Hoffnung ins Ohr flüstert: »Ja, ich komme bald.« Und wir antworten: »Amen, komm, Herr Jesus!« (Offb 22,20).

Ich stelle mir vor, dass unsere große Liebesgeschichte sich an dem Tag, an dem er kommt, noch immer am besten als Gedicht ausdrücken lassen wird. Vielleicht werden wir uns etwas vom Hohelied der Liebe borgen, wenn wir in das Angesicht unseres herrlichen Bräutigams schauen und voll überschwänglicher Freude und Erleichterung sagen: »Ich bin meines Geliebten, und mein Geliebter ist mein! Lasst uns tanzen!« (vgl. Hld 6,3).

Die Kirche steht gegründet
allein auf Jesus Christ,
sie, die des großen Gottes
erneute Schöpfung ist.

Vom Himmel kam er nieder
und wählte sie zur Braut,
hat sich mit seinem Blute
ihr ewig angetraut. [54]

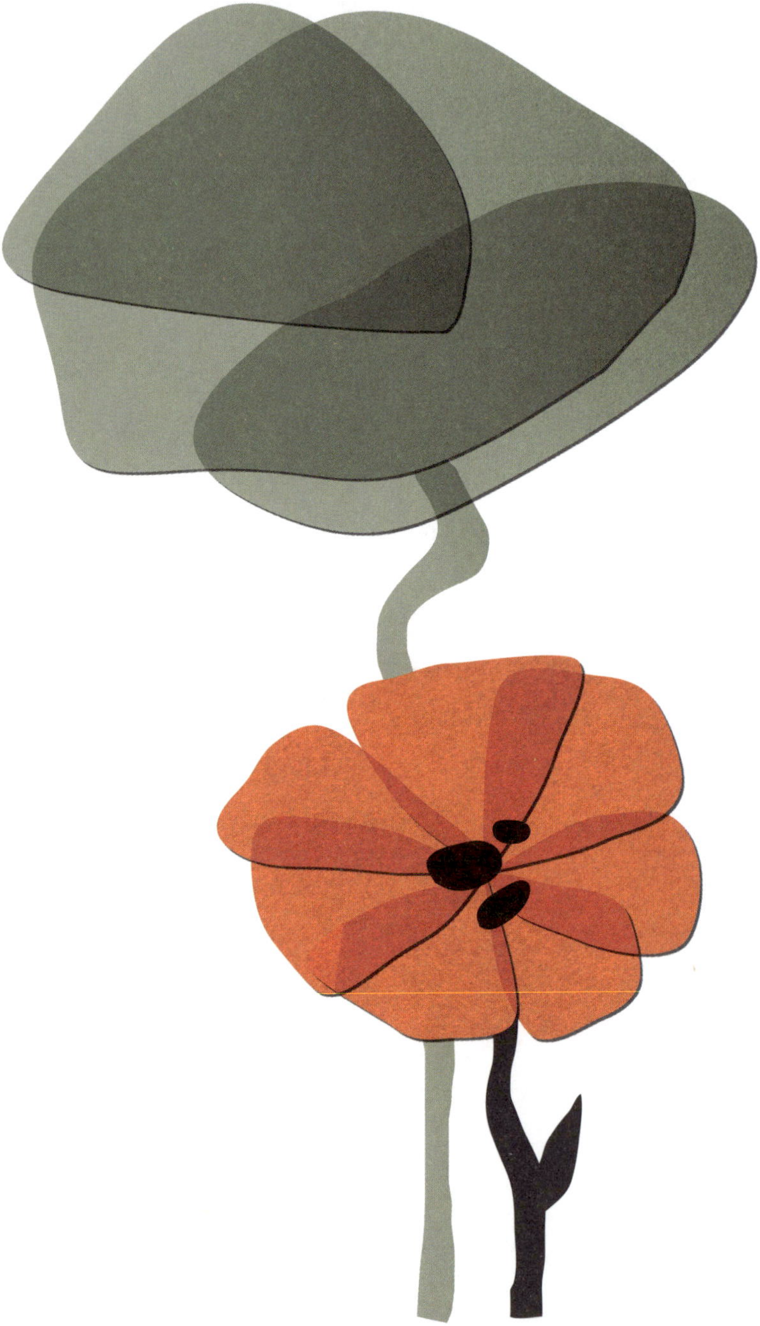

Der Sabbat

Ich weiß nicht mehr genau, was uns eines Tages dazu verleitete, einander in der Kleingruppe ehrliche Bekenntnisse bezüglich des Geschenkemachens oder – in meinem Fall – des Zurückschenkens abzulegen. Aus irgendeinem unbekannten Grund erzählte ich den anderen (und jetzt auch der ganzen Welt) meine allerpeinlichste Zurückschenk-Erfahrung.

Ich vermute, dass Paare, wenn sie heiraten, immer ein oder zwei beliebte Küchengeräte oder trendige Spielereien mehrfach geschenkt bekommen. Offenbar war die trendige Spielerei zur Zeit meiner Hochzeit eine große Thermoskanne mit Pumpfunktion, wie man sie an vielen Frühstücksbuffets sieht. David und mir wurden drei davon geschenkt, und dabei trinke ich nicht einmal Kaffee. Als nun meine College-Mitbewohnerin ein paar Monate später heiratete, wählte ich die schönste der erhaltenen Pumpkannen aus und schickte sie ihr als Geschenk. Alles war gut, bis ich den Dankesbrief erhielt, in dem stand: »Anbei sende ich dir die an dich adressierte Geschenkkarte, die in der Kanne war.« Mir ist das immer noch peinlich.

An jenem Sonntag erzählte meine Freundin Bari eine Geschichte, die meine noch übertreffen sollte: Nach der Geburt ihres Kindes packte sie ein Geschenk aus und fand darin parfümierten Puder – zumindest dachte sie das. Natürlich wusste sie, dass dies nichts für ihr Neugeborenes war. Also stellte sie den Puder ungeöffnet auf ein Regal, um ihn später einmal für sich selbst zu verwenden. Sie schrieb ihrer Freundin eine Dankeskarte, in der sie die Vorzüge des Puders lobte, wie gut er doch an ihrem Baby roch, und so weiter. Als ihre Freundin die Karte erhielt, rief sie an und bat Bari, die Puder-Verpackung doch einmal zu öffnen. Als sie das tat, befand sich darin gar kein Puder. Ihre Freundin hatte die Puderschachtel nur dafür gebraucht, eine wunderschöne, weiße Spieluhr einzupacken. Auf den ersten Blick glaubte Bari, das Geschenk sei für ihr Baby nicht zu gebrauchen. Als sie aber die Schachtel aufmachte und das eigentliche Geschenk entdeckte, machte es ihr und ihren Kindern große Freude.

In diesem Kapitel werden wir über ein Geschenk sprechen – ein Geschenk, von dem man anfangs vielleicht denkt: »Das ist nichts für mich. Das will ich nicht haben. Das passt nicht in mein Leben.« Sind wir aber offen und eignen uns dieses Geschenk an, werden wir sehen, dass es unser Leben mit einem tiefen Gefühl der Bedeutung erfüllt, uns Perspektive und Hoffnung gibt und echte Freude schafft. Wer würde das nicht wollen? Gott will uns ein Geschenk machen, das den Ort voller Furcht in uns mit festem Vertrauen in seine Versorgung füllen kann. Dieses Geschenk ist als wöchentliche Kurskorrektur gedacht, damit wir wieder klarer sehen können, wo es für uns hingeht und was uns dort erwartet. Sich diesem Geschenk zu öffnen und es sich anzueignen, hat die Kraft, unserem Leben einen ruhevollen Rhythmus zu verleihen.

Gott hat uns einen Tag geschenkt – einen Tag, der anders ist als alle anderen Wochentage –, um uns vom Tisch der Welt zu lösen, der uns mit seinen Unterhaltungen und Technologien erfüllt und mit Erwartungen und Verpflichtungen niederdrückt. Dieses Geschenk lädt uns dazu ein, an dem Tisch Platz zu nehmen, an dem Gott uns mit sich selbst erfüllen und unsere Lasten auf sich nehmen möchte. Aber seien wir mal ehrlich: Viele von uns werden etwas nervös, wenn das Thema Sabbat oder der Tag des Herrn zur Sprache kommt, weil wir befürchten, dass wir Gottes Tag gerade nicht so gestalten, wie Gott sich das gedacht hat – und eigentlich würden wir lieber so weitermachen. Wir sehen es nicht als Geschenk, sondern als eine Beschränkung, einen von sieben Tagen heilig zu halten. Wir glauben, dass der Sabbat etwas wegnimmt und unser Leben dadurch weitaus weniger angenehm, befriedigend, anregend oder interessant wird, als es uns lieb ist. Wir sehen ihn als *unseren* Tag, nicht als *seinen* Tag. Es reicht uns, ihm neunzig Minuten dieses Tages zu widmen oder vielleicht sogar drei Stunden, wenn wir uns nach dem Gottesdienst auch noch in die Bibelstunde oder einen Hauskreis verirren. Und dabei behalten wir die Uhr genau im Blick, um endlich das zu tun, was wir wirklich tun wollen – in die Natur gehen, ein Nickerchen machen, an einem Projekt weiterarbeiten, eine Sendung weiterschauen oder uns für die kommende Woche vorbereiten. Eine kleine Stimme flüstert manchen von uns ins Ohr: »Das ist meine Zeit, ich mach mit ihr, was ich will.« Der aber, der die Zeit geschaffen hat, will, dass die Zeit selbst Zeugnis von seinen Absichten mit der Welt und seinem Volk gibt.

Einigen von uns erscheint es altmodisch und gesetzlich, unser Tun und Lassen an diesem Tag in irgendeiner Weise einzuschränken; davon wollen wir ganz sicher nichts haben. Also schränken wir uns gar nicht ein. Wir bereiten uns nicht vor. Und obwohl wir mit diesem Tag nichts Böses oder Ungehöriges im Sinn haben, ist die Wahrheit, dass unser Tag, mit Ausnahme eines ein- bis zweistündigen Gottesdienstbesuchs, dem unserer ungläubigen Nachbarn ziemlich ähnelt.

Wenn sich das jemals ändern soll oder wenn wir davon überzeugt werden wollen, dass sich das überhaupt ändern muss, müssen wir zuerst einmal den Grund dafür verstehen, warum Gott überhaupt einen von sieben Tagen ausgesondert hat. Wenn wir Gottes Geschenk in Form dieses Tages besser verstehen, hören wir vielleicht damit auf, selbst über unsere Zeit bestimmen zu wollen. Bis dahin wird uns jede Andeutung, einen Tag für heilig zu halten, gesetzlich oder als bloße Tradition erscheinen.

DAS VERSPRECHEN DER RUHE IN EDEN

Wenn wir in 1. Mose über die Schöpfung der Welt lesen, dann offenbart sich ein Muster. Sechs Mal lesen wir: »Da ward aus Abend und Morgen der ... Tag.« Kommen wir aber zum siebten Tag, dann fehlt etwas:

1 Mose 2,2–3

> Und so vollendete Gott am siebenten Tage seine Werke, die er machte, und ruhte am siebenten Tage von allen seinen Werken, die er gemacht hatte. Und Gott segnete den siebenten Tag und heiligte ihn, weil er an ihm ruhte von allen seinen Werken, die Gott geschaffen und gemacht hatte.

Es gibt kein: »Da ward aus Abend und Morgen der siebente Tag.« Chad Bird schreibt: »Es scheint, als sei dieser Tag niemals zu Ende gegangen, als ob er auf etwas – oder jemanden – wartet, um ihn zu beenden.«[55]

Gott vollendete sein Schöpfungswerk und ruhte. Der Vater hatte sein Werk vollendet, Adam aber noch nicht. Adam hatte in Eden einen Arbeitsauftrag erhalten. Er sollte (1.) die Erde mit Ebenbildträgern füllen, (2.) sich die Erde durch die Ausweitung des Gartens über Eden hinaus untertan machen und (3.) die Schöpfung durch Schutz vor dem Bösen beherrschen. Diese Aufgabe aber war nicht endlos. Sie hatte ein Ende und ein Ziel. Hätte Adam sich seiner Arbeit gewidmet, wäre der Tag der Vollendung gekommen.[56] Er hätte wie Gott sagen können: »Es ist vollbracht. Ich habe die Arbeit getan, die du mir gegeben hast.« Gott hätte zu Adam, Eva und all ihren Nachkommen gesprochen: »Recht so, du guter und treuer Knecht, du bist über wenigem treu gewesen, ich will dich über viel setzen; geh hinein zu deines Herrn Freude!« (Mt 25,21).

Durch sein Ruhen nach Abschluss des Schöpfungswerkes zeigte Gott Adam etwas, worauf er sich freuen durfte, sollte er seine Aufgabe, fruchtbar zu sein, sich die Erde untertan zu machen und über sie zu herrschen, einmal erfüllen.[57] Das implizite Versprechen war: »Arbeite, und du wirst mit mir ruhen.« Um Adam davor zu bewahren, dieses Ziel und die versprochene Ruhe aus den Augen zu verlieren, sollte er das göttliche Muster der sechs Arbeitstage und der Ruhe am siebten Tag nachahmen.[58]

Wir wissen nicht, wie lange sich dieses Muster der Arbeit und Ruhe hätte wiederholen sollen, bis Adam seine Arbeit getan hätte und in die ewige Sabbatruhe eingegangen wäre.[59] Wir sehen jedoch, dass der Garten Eden nicht dazu bestimmt war, für immer so zu bleiben. Auch in Eden hatte die Geschichte ein Endziel. Sie war auf eine unendliche und vollumfängliche Ruhe in der Gegenwart Gottes ausgerichtet. Hätte Adam gehorcht und das Werk vollendet, hätte er die gesamte Menschheit in diese Ruhe hineingeführt. Aber natürlich scheiterte er daran. Er übte keine Herrschaft über die Schlange oder seine eigenen Gelüste aus. Anstatt uns also in die Ruhe hineinzuführen, schleuderte Adam uns in die Rastlosigkeit, die dieser von Sünde verderbten Welt innewohnt.

Für Gottes Volk gab es nur einen Weg zurück in die ewige Ruhe, die Gott für sie bestimmt hatte. Es bedurfte eines weiteren Adams, eines weiteren Stellvertreters des Gottesvolkes, um dieses Werk zu verrichten.[60] Als Adams und Evas Sohn Kain geboren wurde, freute sich Eva mit den Worten: »Ich habe einen Mann gewonnen mithilfe des HERRN« (1 Mose 4,1). Sie dachte wohl, dieser Sohn sei der verheißene Nachkomme, der sie in die Ruhe hineinführt. Aber auch er war so rastlos und unfähig, über sich selbst (geschweige denn die Schöpfung) zu herrschen, dass er seinen Bruder Abel erschlug. Noch immer keine Ruhe. Einige Generationen später, als Lamech einen Sohn zeugte, nannte er ihn Noah und sagte über ihn: »Der wird uns trösten in unserer Arbeit und der Mühsal unserer Hände auf dem Acker, den der HERR verflucht hat« (1 Mose 5,29). Vielleicht war Noah der eine, der Gottes Volk in die Ruhe bringen würde.

Als Noah aus der Arche in die neue Schöpfung trat, gab Gott ihm den gleichen Auftrag wie zuvor Adam bei der ersten Schöpfung:

1 Mose 9,1–2

> Und Gott segnete Noah und seine Söhne und sprach: Seid fruchtbar und mehret euch und füllet die Erde. Furcht und Schrecken vor euch sei über allen Tieren auf Erden und über allen Vögeln unter dem Himmel, über allem, was auf dem Erdboden wimmelt, und über allen Fischen im Meer; in eure Hände seien sie gegeben.

Fruchtbarkeit, Vermehrung und Herrschaft. Doch nur ein paar Verse nach denen, die den Auftrag an Noah beschreiben, finden wir den Bericht seines Versagens. Hier lag das Problem nicht im Essen von der Frucht des Baumes, sondern im Trinken von und dem Berauschen an der Frucht des Weinstocks. Es war ein weiteres Scheitern, das zu beschämender Nacktheit führte. Wieder versagte jemand beim Auftrag, sich die Erde untertan zu machen und über die Schöpfung zu herrschen. Noch immer keine Ruhe.

Einige Generationen später, als Gott im Abraham erschien, wurde deutlich, dass Gottes ursprüngliche Absicht für Adam im Garten noch immer Bestand hatte. Doch anstatt ihm ein Gebot zu geben, machte Gott Abraham ein Versprechen. Anstatt ihm zu gebieten, fruchtbar zu sein, versprach Gott, ihn fruchtbar zu machen. Seine Nachkommen sollten so zahlreich wie der Sand am Ufer des Meeres oder die Sterne am Himmelszelt werden. Anstatt ihm zu gebieten, sich die Natur untertan zu machen, versprach Gott, ihm das Land Kanaan zum Besitz zu geben und seine Feinde zu unterwerfen.

DIE ERINNERUNG AN DIE RUHE IN DER WÜSTE

Im ersten Kapitel von 2. Mose lesen wir: »Die Israeliten aber waren fruchtbar, und es wimmelte von ihnen« (V. 7). Gott hatte Abrahams Nachkommen in der Tat vermehrt, aber sie waren sicherlich noch nicht in die Ruhe eingekehrt. Sie waren Sklaven und arbeiteten wahrscheinlich sieben Tage die Woche für den Pharao. Als sie aus Ägypten herauszogen, durchquerten sie das Rote Meer und erhielten umgehend das Gebot, den Sabbat zu halten. Dies muss ihnen wie ein großes Geschenk erschienen sein (vgl. 2 Mose 16,22–30). Später brachte Mose zwei Steintafeln vom Berg Sinai herab, die das Volk Gottes instruierten, wie sie zu leben hätten, wenn sie sich einmal im Land, das Gott ihnen geben würde, niedergelassen haben würden. Auf diesen Steintafeln stand folgendes Gebot:

2 Mose 20,8–11 Gedenke des Sabbattages, dass du ihn heiligst. Sechs Tage sollst du arbeiten und alle deine Werke tun. Aber am siebenten Tage ist der Sabbat des Herrn, deines Gottes. Da sollst du keine Arbeit tun, auch nicht dein Sohn, deine Tochter, dein Knecht, deine Magd, dein Vieh, auch nicht dein Fremdling, der in deiner Stadt lebt. Denn in sechs Tagen hat der HERR Himmel und Erde gemacht und das Meer und alles, was darinnen ist, und ruhte am siebenten Tage. Darum segnete der HERR den Sabbattag und heiligte ihn.

Der wöchentliche Sabbat diente dazu, Israels kollektives Gedächtnis in Bezug auf Gottes Versorgung in der Vergangenheit und sein Versprechen für die Zukunft anzuspornen. Sie sollten des Schöpfungs- wie auch des Erlösungswerkes gedenken. Der Sabbat sollte ein allzeit gegenwärtiges Zeichen der Liebe zwischen Gott und seinem Volk sein. Bevor Mose mit den Tafeln vom Berg stieg, wiederholte Gott das Gebot: »Sage den Israeliten: Haltet meine Sabbate; denn das ist ein Zeichen zwischen mir und euch von Geschlecht zu Geschlecht, damit ihr erkennt, dass ich der HERR bin, der euch heiligt« (2 Mose 31,13).

Das Halten des Sabbats würde das Alleinstellungsmerkmal des Gottesvolkes sein: Ihr Gott umsorgte sie so sehr, dass sie sich sogar einen Tag lang ausruhen konnten. Sie hatten etwas, worauf sie sich freuen konnten, nämlich niemals endende, allumfassende Ruhe in der Gegenwart des einen, wahren Gottes.

Nicht nur ihr Wochenrhythmus, auch ihre gesamte Zeit und ihre sozioökonomische Ordnung sollten vom Sabbat geformt werden (vgl. 3 Mose 23; 25). Alle sieben Jahre sollte dem Land eine Auszeit gewährt werden. Niemand sollte pflügen oder Saat aussähen. Gott versprach eine so üppige Ernte im sechsten Jahr, dass es für drei

Jahre genug zu essen geben würde, während das Land sich erholte. Dadurch sollten sie an das bessere Land und die Versorgung erinnert werden, die Gott ihnen für ihre Ruhe zubereitete.

Jedes siebte Jahr sollte ein Sabbatjahr sein. In diesem Jahr sollten sie einander die Schulden der vergangenen sechs Jahre erlassen (vgl. 5 Mose 15,1). So sollten sie die Freiheit und Vergebung der kommenden Ruhe im Auge behalten. Alle siebenmal sieben Jahre sollte es ein Jubeljahr geben. Zu diesem Zeitpunkt sollte alles verlorene oder verkaufte Eigentum dem Stamm oder der Familie zurückgegeben werden, je nach Josuas Zuteilung beim Einzug in Kanaan. Auf diese Weise erinnerte Gott sie daran, dass er seinem Versprechen treu bleiben und ihnen ein Erbe bewahren würde – nicht nur im gelobten Land Kanaan, sondern im ultimativen gelobten Land des neuen Himmels und der neuen Erde, wo ihnen endlose und endgültige Ruhe zuteilwerden würde.

Gott führte sein Volk mit dem Versprechen ins gelobte Land, dass er sie fruchtbar machen, das Tierreich bändigen und auch Herrschaft ausüben lassen würde:

3 Mose 26,6–9

> Ich will Frieden geben in eurem Lande, dass ihr schlaft und euch niemand aufschrecke. Ich will die wilden Tiere aus eurem Lande wegschaffen, und kein Schwert soll durch euer Land gehen. Ihr sollt eure Feinde jagen, und sie sollen vor euch her dem Schwert verfallen. Fünf von euch sollen hundert jagen, und hundert von euch sollen zehntausend jagen; denn eure Feinde sollen vor euch her dem Schwert verfallen. Und ich will mich zu euch wenden und will euch fruchtbar machen und euch mehren und will meinen Bund mit euch halten.

Vielleicht würde Israel als Gottes erstgeborenem Sohn im Kollektiv gelingen, woran Adam gescheitert war. Vielleicht würde Israel in diesem Garten-gleichen Land wohnen, Gott anbeten und dienen, sein Ebenbild vervielfältigen, ihn auf der ganzen Erde verehren und nach Vollendung seines Werkes in Gottes ewige Sabbatruhe eingehen.[61] Vielleicht würde das Geschenk der Sabbatruhe ihnen das Gespür für den Sinn und die Bedeutung ihres Lebens bewahren und ihre Herzen mit Freude erfüllen.

Vielleicht aber auch nicht.

DER RUIN DER RUHE IN KANAAN

Jahre später hören wir den Herrn durch den Propheten Hesekiel zu seinem Volk sprechen:

Hes 20,12–13

> Ich gab ihnen auch meine Sabbate zum Zeichen zwischen mir und ihnen, damit sie erkannten, dass ich der HERR bin, der sie heiligt. Aber das Haus Israel war mir ungehorsam auch in der Wüste, und sie lebten nicht nach meinen Geboten und verachteten meine Gesetze, durch die der Mensch lebt, der sie hält, und sie entheiligten meine Sabbate sehr.

Den Tag, den Gott geheiligt hatte, machten sie wegen der Finsternis ihrer Herzen profan, ja schmutzig. Durch den Propheten Amos sprach der Herr:

Am 8,4-8

Höret dies, die ihr die Armen unterdrückt und die Elenden im Lande zugrunde richtet und sprecht: Wann will denn der Neumond ein Ende haben, dass wir Getreide verkaufen, und der Sabbat, dass wir Korn feilhalten können und das Maß verringern und den Preis steigern und die Waage fälschen, damit wir die Armen um Geld und die Geringen um ein Paar Schuhe in unsere Gewalt bringen und Spreu für Korn verkaufen? Der HERR hat bei sich, dem Stolz Jakobs, geschworen: Niemals werde ich diese ihre Taten vergessen! Sollte nicht um solcher Taten willen das Land erbeben müssen und alle Bewohner trauern?

Gottes Absicht mit dem Sabbat war es, dass dieses großzügige Geschenk die Menschen untereinander großzügig machte, doch stattdessen gebrauchten sie sogar den Sabbat, um einander auszunutzen. Sie betrachteten den Sabbat nicht als Geschenk. Sie betrachteten ihn als Bürde. Anstatt den Sabbat ihr Leben und ihre Hoffnungen gestalten zu lassen, anstatt den Tag zu nutzen, um die Beziehung zum Herrn zu vertiefen, stießen sie ihn in ihrer Grausamkeit und Heuchelei fort von sich. So sehr, dass der Prophet Jesaja für Gott sprach:

Jes 1,13-14

Bringt nicht mehr dar so vergebliche Speisopfer! Das Räucherwerk ist mir ein Gräuel! Neumond und Sabbat, den Ruf zur Versammlung - Frevel und Festversammlung - ich mag es nicht! Meine Seele ist feind euren Neumonden und Jahresfesten; sie sind mir eine Last, ich bin's müde, sie zu tragen.

Gott hatte ihnen ein Geschenk gemacht, doch was sie damit anstellten, war ihm eine Beleidigung, eine Last. Uns liegt keinerlei Bericht darüber vor, dass Gottes Volk dem Land jemals die alle sieben Jahre verordnete Ruhe gewährt hätte. Also gab Gott ihm diese Ruhe. Wie? Der Schreiber der Chroniken berichtet uns:

2 Chr 36,20–21 Und er führte weg nach Babel alle, die dem Schwert entgangen waren, und sie wurden seine und seiner Söhne Knechte, bis das Königtum der Perser zur Herrschaft kam, dass erfüllt würde das Wort des HERRN durch den Mund Jeremias, bis das Land an seinen Sabbaten genug hätte. Denn die ganze Zeit, da es wüst lag, hatte es Sabbat, bis siebzig Jahre voll wurden.

Nach diesen siebzig Jahren kam der Tag, an dem Gottes Volk aus dem babylonischen Exil zurückkehrte und unter der Führerschaft Nehemias das Gelübde erneuerte, den Sabbat zu halten. Sie schworen:

Neh 10,32 Wenn die Völker des Landes am Sabbat Waren und allerlei Getreide zum Verkauf bringen, wollen wir ihnen nichts abnehmen, weder am Sabbat noch an einem heiligen Tag. Wir wollen in jedem siebenten Jahr auf den Ertrag des Bodens und auf jede Schuldforderung verzichten.

Aber nur wenig später kehrte Nehemia nach kurzer Abwesenheit nach Jerusalem zurück und machte folgende verzweifelte Beobachtung:

Neh 13,15–16 Zur selben Zeit sah ich in Juda, dass man am Sabbat die Kelter trat und Getreide einbrachte und auf Esel lud und auch Wein, Trauben, Feigen und allerlei Last nach Jerusalem brachte am Sabbattag. Und ich verwarnte sie an dem Tage, als sie Nahrung verkauften. Es wohnten auch Tyrer dort; die brachten Fisch und allerlei Ware und verkauften sie am Sabbat an die Judäer und in Jerusalem.

Während Israel wiederholt daran scheiterte, den Sabbat so zu halten, wie Gott es geboten hatte, kam der Tag, an dem ihre Anführer versuchten, das Problem zu beheben. Dies taten sie aber nicht im freudigen Gehorsam; stattdessen häuften sie zusätzliche Regeln auf. Gesetzlichkeit ohne Liebe zu Gott beraubte den Sabbat seines Sinnes und seiner Bedeutung und machte aus einem Geschenk eine Last. Es zeigte sich, dass Gottes Volk, wenn es sich irgendeine Hoffnung auf den Eingang in die Ruhe Gottes wahren wollte, eines zweiten Adams – eines wahren Israels – bedurfte, der das Werk, an dem Adam und Israel gescheitert waren, vollenden und die Menschheit in die Ruhe, die es nicht erlangt hatte, führen sollte.

DIE OFFENBARUNG DER RUHE IN JESUS

Jesus kam mit einer persönlichen Einladung für den Eingang in die Ruhe Gottes in diese Welt: »Kommt her zu mir, alle, die ihr mühselig und beladen seid; ich will euch erquicken« (Mt 11,28). Jesus machte klar, dass die Ruhe Gottes nicht durch unser, sondern durch sein Werk erlangt wird. Unsere Aufgabe ist es nun, unseren Glauben und unser Vertrauen auf sein Werk zu setzen. »Das ist Gottes Werk«, sagte Jesus, »dass ihr an den glaubt, den er gesandt hat« (Joh 6,29).

Jesus war fruchtbar und mehrte sich, indem er Simon und Andreas zurief: »Folgt mir und ich werde euch zu Menschenfischern machen.« Jesus machte sich die Erde untertan, sodass sie seinem Befehl gehorchte. Er gebot zwei erschöpften Fischern, ihre Netze auszuwerfen. Diese wurden mit so vielen Fischen gefüllt, dass sie begannen zu reißen (vgl. Lk 5,5–6). Er »stand auf und bedrohte den Wind und sprach zu dem Meer: Schweig! Verstumme! Und der Wind legte sich und es ward eine große Stille« (Mk 4,39). Jesus herrschte über das Böse: Er ließ nicht zu, dass Satan das Wort Gottes verdrehte oder missbrauchte, und trieb wiederholt Dämonen aus Besessenen aus.

Während Adam sich vor Scham wegen seines Versagens vor Gott versteckte, konnte Jesus zu seinem Vater sagen: »Ich habe dich verherrlicht auf Erden und das Werk vollendet, das du mir gegeben hast, damit ich es tue« (Joh 17,4). Natürlich wurde Christi größtes Werk an einem römischen Kreuz hängend vollbracht. Es sah nicht nach fruchtbarer Vermehrung aus und auch nicht nach der Unterwerfung der Erde oder der Herrschaft über alles. Es wirkte, als wären seine Anstrengungen sinnlos gewesen, als würde er unterworfen werden und als hätte der Nachkomme der Schlange gewonnen. Der eine, der Ruhe versprochen hatte, durchlebte am Kreuz die schlimmste Rastlosigkeit, die je ein Mensch erlebt hat – die Rastlosigkeit, die du und ich für immer verdient hätten. Dort am Kreuz schrie er: »Mein Gott, mein Gott, warum hast du mich verlassen?«, den ersten Vers des 22. Psalms. Es war, als würde Jesus sagen: »Psalm 22 findet gerade vor euren Augen statt.« Hätte er weiter die Worte des Psalms gesprochen, hätte er gesagt:

Ps 22,2–3 Mein Gott, mein Gott,
warum hast du mich verlassen?
Ich schreie, aber meine Hilfe ist ferne.
Mein Gott, des Tages rufe ich,
doch antwortest du nicht,
und des Nachts, doch finde ich keine Ruhe.

Es war der sechste Tag der Woche, als Christus vom Kreuz herabschrie: »Es ist vollbracht« (Joh 19,30). Die Arbeit war geschafft. Am Kreuz vollendete Jesus sein allerfruchtbarstes Werk, die Erlösung all derer, die glauben. Er machte sich die Erde untertan, sodass sie als Antwort darauf bebte. Durch die Tilgung der Schuld, die mit ihren rechtlichen Forderungen gegen uns auftrat, herrschte Jesus über sie und nagelte sie ans Kreuz. »Er hat die Mächte und Gewalten ihrer Macht entkleidet und sie öffentlich zur Schau gestellt und über sie triumphiert in Christus« (Kol 2,15). Jesus wurde in ein Grab gelegt. Dann folgte ein Tag der Ruhe, ein Sabbat. »Nachdem er sich zu Tode gearbeitet hatte, ruhte Jesus von seiner Arbeit.«[62] Dann kam der erste Tag der Woche, der erste Tag der neuen Schöpfung, der Tag, an dem Jesus von den Toten auferstand.[63]

Bevor er zur Rechten Gottes emporstieg, beauftragte Jesus seine Jünger damit, fruchtbar zu sein und sich zu mehren, sich die Erde untertänig zu machen und zu herrschen:

Mt 28,18–20 Mir ist gegeben alle Gewalt im Himmel und auf Erden. Darum gehet hin und lehret alle Völker: Taufet sie auf den Namen des Vaters und des Sohnes und des Heiligen Geistes und lehret sie halten alles, was ich euch befohlen habe. Und siehe, ich bin bei euch alle Tage bis an der Welt Ende.

Weil diese Fruchtbarkeit und Mehrung durch die Verkündigung und die Annahme des Evangeliums und nicht durch natürliche Geburt kommt, dürfen sich sogar Kinderlose (wie etwa Paulus) vieler Kinder rühmen.[64] Wegen des Werkes Christi, des zweiten Adams, und von der Gemeinde als seiner Braut vorangetrieben, wird die Erde eines Tages voll von seinen Nachkommen sein. Diese werden seinem Ebenbild gleich sein, ein für Gott losgekauftes Volk aus allen Stämmen, Sprachen, Völkern und Nationen (vgl. Offb 5,9; 7,9).

DIE RUHE, DIE BLEIBT

Was sagt uns das alles jetzt in Bezug auf das Halten des Sabbats? Ehrlich gesagt gehen hier die Meinungen fundierter Theologen auseinander.[65] Nirgendwo im Neuen Testament wird uns das explizite Gebot gegeben, den Sabbat zu halten. In der Tat finden sich einige Stellen in den Paulusbriefen, die auf das Gegenteil hinweisen (vgl. Röm 14,5; Gal 4,10; Kol 2,16). Wir wissen, dass viele Aspekte des Zeremonialgesetzes, dem Gottes Volk einst Folge zu leisten hatte, Schatten des noch Kommenden waren und nun in Christus erfüllt worden sind. Ist die Erfüllung – die Person Christi – erst einmal gekommen, bedarf es keiner Schatten mehr. Wir sehen aber auch, dass es einige Schatten des Alten Bundes gibt, die von Jesus zu Zeichen des Neuen Bundes umgestaltet wurden. In der Nacht, in der er verraten wurde, nahm Jesus das Passahfest und machte es mit einer neuen Bedeutung zum Abendmahl. Paulus schreibt: »Denn sooft ihr von diesem Brot esst und von dem Kelch trinkt, verkündigt ihr den Tod des Herrn, bis er kommt« (1 Kor 11,26).

Dieses Mahl ist dafür gedacht, unser Leben um den Tisch herum zu orientieren, zu dem Christus uns durch seinen Sühnetod einlädt und der für uns beim Hochzeitsmahl des Lammes gedeckt ist.

Das Zeichen der Beschneidung wurde durch das vollkommenere Zeichen der Taufe ersetzt (vgl. Kol 2,10–12), das uns zurück auf Christi Tod und Auferstehung und auch vorwärts schauen lässt auf den Tag, an dem sein rettendes und heiligendes Werk in uns vollendet wird und wir in seinem vollkommenen Ebenbild aus unseren Gräbern auferstehen werden.

Ebenso wurde der Sabbat in Christus erfüllt und durch etwas anderes ersetzt. Im Neuen Testament sehen wir, dass Christusgläubige damit anfingen, sich am ersten Tag der Woche zu versammeln und ihn den Tag des Herrn zu nennen (vgl. Apg 20,7; 1 Kor 16,2; Offb 1,10). Während der alte Sabbat auf die Schöpfung und Erlösung zurückwies, feierte der Tag des Herrn die neue Schöpfung, wie sie in der Auferstehung Jesu bezeugt wurde.[66] Wir versammeln uns am Tag des Herrn, um der Schöpfung und Erlösung zu gedenken und auch die neue Schöpfung zu erwarten. Wir werden daran erinnert, dass wir noch nicht beim Vater zu Hause sind und dass wir mit ihm noch nicht von Angesicht zu Angesicht im neuen Garten wandeln. Wenn wir mit Christus in seinem Tod und seiner Auferstehung vereint werden, wird uns ein gewisses Maß an Ruhe zuteil. Und dennoch wissen wir, dass eine bessere, umfassendere und endgültige Ruhe noch auf uns wartet.

Im ersten Jahrhundert schrieb der Autor des Hebräerbriefs an die Gläubigen:

Hebr 4,9–11 Es ist also noch eine Ruhe vorhanden für das Volk Gottes. Denn wer in seine Ruhe eingegangen ist, der ruht auch von seinen Werken so wie Gott von den seinen. So lasst uns nun bemüht sein, in diese Ruhe einzugehen.

Er blickte bis nach Eden zurück, als Gott nach Vollendung seines Werkes ruhte, und wiederholte das Versprechen, das den Kern des Sabbats durch die Jahrhunderte hinweg ausgemacht hatte: die Wirklichkeit einer größeren Ruhe, für die dieser Tag nur als Erinnerung, Wegweiser und Orientierungshilfe dient. Darum wird uns ein Ruhetag noch immer als Geschenk dargeboten. Weil wir noch nicht in die Sabbatruhe eingegangen sind, auf die der wöchentliche Sabbat hinweist, ergibt es Sinn, weiterhin einen von sieben Tagen dafür zu gebrauchen, uns auf die zukünftige Ruhe auszurichten.[67]

Doch die Frage ist: Sind wir willens, das Geschenk anzunehmen, das dieser Tag sein soll? Wenn wir einmal zu der unumstößlichen Überzeugung gelangt sind, dass Gott es in der Tat geboten hat, ihm einen von sieben Tagen zu widmen, und wir Gott wirklich fürchten, werden wir diesen Tag auch heiligen. Er wird schlicht und ergreifend kein normaler Tag bleiben. Wir werden versuchen, ihn weder durch Gesetzlichkeit noch durch Vernachlässigung zu ruinieren. Wir brauchen keine Listen mehr, auf denen steht, was wir zu tun und zu lassen haben, denn die Frage, womit wir durchkommen, stellt sich nicht mehr. Stattdessen werden wir uns voller Freude der Frage widmen, wie wir das meiste aus diesem Geschenk herausholen können.

Meine Freundinnen, der Tag des Herrn ist uns nicht als Wandertag oder für die Hausarbeit gegeben. Auch nicht als bloßer Familientag. Es ist Gottes Tag. Es ist ein Tag für Werke der Notwendigkeit, der Gnade und der Frömmigkeit, geboren aus dem Verlangen, ihn Gott zu heiligen.[68] Wie binden wir dieses Geschenk nun in unseren Alltag ein? Folgendes könnte der Anfang sein: Manche von uns haben die Bibel noch nie komplett gelesen. Manche von uns haben im vergangenen Jahr kein einziges christliches Buch gelesen. Manche würden sich niemals auf eine Bibelstunde vorbereiten und sofort sagen: »Dafür habe ich keine Zeit.« Wirklich? Gott hat dir einen Tag gegeben, an dem du dich auf ihn sowie auf das, was er dir gegeben hat und geben wird, ausrichten kannst. Kannst du dir nicht ein wenig Zeit abringen, ihm zuzuhören, indem du sein Wort liest? Manche von uns wissen gar nicht mehr, wann sie das letzte Mal mehr als fünf Minuten ernsthaft gebetet haben. Wäre der Tag des Herrn nicht ein großartiger Tag, um mit Gott zu sprechen? Manche von uns haben es sich nie zur Gewohnheit gemacht, über die Schrift nachzusinnen. Wäre Gottes Tag nicht ideal dafür, Teile der Schrift zu durchdenken, zu wiederholen und sie vielleicht sogar auswendig zu lernen, damit wir sie uns einverleiben? Wäre Gottes Tag nicht ideal dafür, den Mangel von jemandem auszufüllen, für den man an den anderen sechs Tagen keine Zeit gefunden hat?

Die Sache ist die: Wenn der Gedanke, dich vom Fernsehen, dem Fußballplatz, dem Büro oder dem Haushalt zurückzuziehen, dich nicht anspricht, wird die neue Schöpfung dich langweilen. Dieses Leben war nie als ziellose Existenz gedacht, es war schon immer auf etwas ausgerichtet, auf etwas Besseres als Eden. Diese vor uns liegende Bestimmung sollte unser alltägliches Leben formen, Tag für Tag, Woche für Woche, Jahr für Jahr. »So lasst uns nun bemüht sein, in diese Ruhe einzugehen.« Wie? Indem wir in Christi vollbrachtem Werk ruhen und einen Tag pro Woche damit zubringen, das zu erwarten, was uns noch verheißen ist. Der Tag kommt, an dem wir von unserem Schlaf erwachen und eine Ruhe finden werden, die nie zu Ende gehen wird. Wäre es da nicht schön, inmitten der Rastlosigkeit dieser Welt nur einen Tag der Woche in Erwartung dieses Tages zu verbringen?

> Gottes Liebe unvergleichlich;
> Himmelsluft der Erd' enthüllt;
> Komm und wohn in uns reichlich,
> dass dein Heil uns ganz erfüllt!
> Zieh uns Heiland, voll Erbarmen,
> voller Liebe himmelwärts!

Hauche deines Geistes Triebe
jeder matten Seele ein.

Werte Kräfte deiner Liebe;
Leuchte uns mit deinem Schein;
Töte jeden Hang zur Sünde;
Alpha und Omega sei;
Glaubensanfang und Vollendung;
Mache unsre Herzen frei!

Komm du Brecher aller Bande;
Gib uns deines Lebens Füll';
Dringe durch in jedem Lande;
Deinen innern Glanz enthüll!
Wie der Engel Scharen droben;
Dir zu dienen sind bereit,
Wollen wir auf Erden loben;
Deiner Liebe Seligkeit.[69]

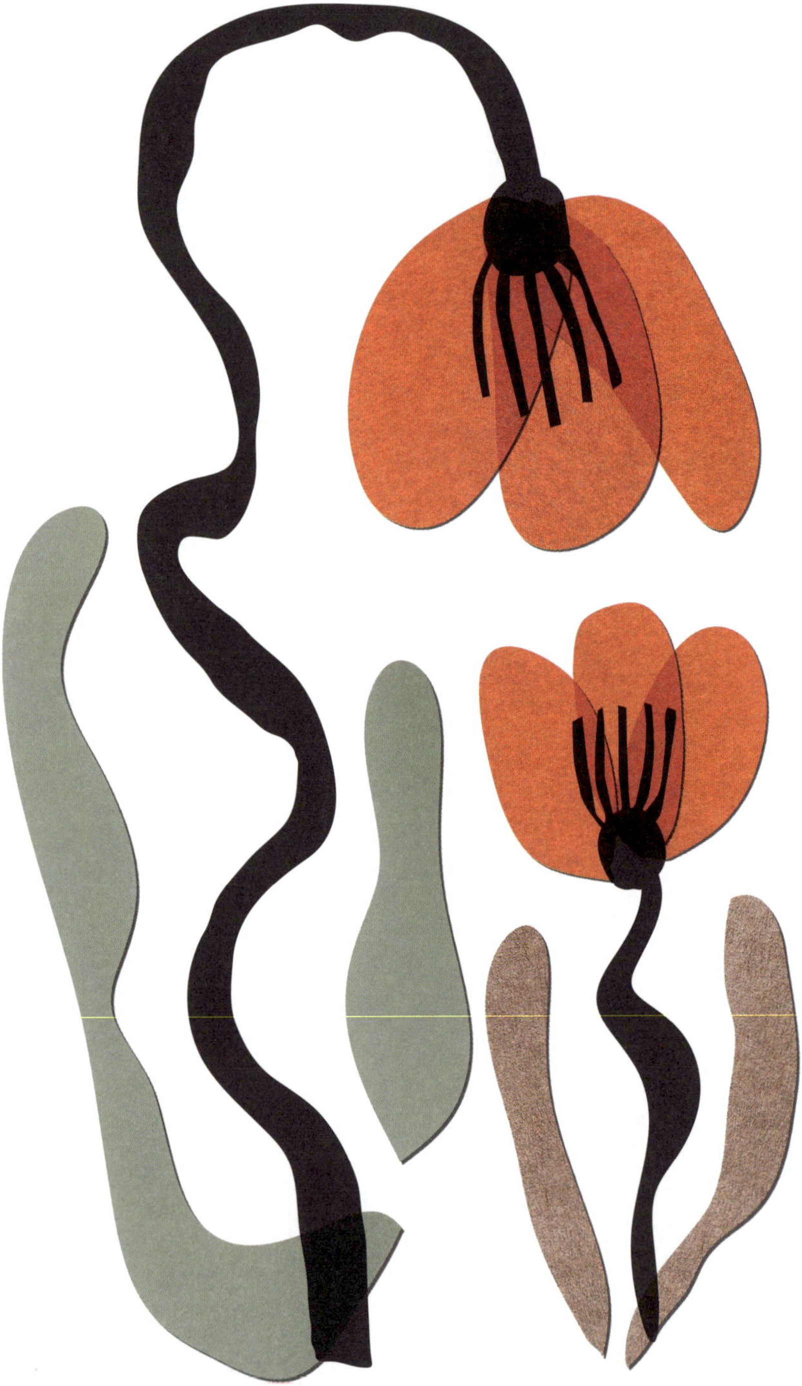

Der Nachkomme

Es war etwa sechs Monate nach dem Tod unserer Tochter Hope und alles, was ich in der Bibel las, schien anders als zuvor zu sein. Teil meines Bibelstudiums für die Woche war es, Psalm 91 zu lesen und für eine kleine Gruppe eine Andacht über die Anwendung in meinem Leben zu halten. Der Psalm lautet so:

> Wer unter dem Schirm des Höchsten sitzt
> und unter dem Schatten des Allmächtigen bleibt,
> der spricht zu dem Herrn:
> Meine Zuversicht und meine Burg,
> mein Gott, auf den ich hoffe.
>
> Denn er errettet dich vom Strick des Jägers
> und von der verderblichen Pest.
> Er wird dich mit seinen Fittichen decken,
> und Zuflucht wirst du haben unter seinen Flügeln.

Seine Wahrheit ist Schirm und Schild,
dass du nicht erschrecken musst
vor dem Grauen der Nacht,
vor dem Pfeil, der des Tages fliegt,
vor der Pest, die im Finstern schleicht,
vor der Seuche, die am Mittag Verderben bringt.

Wenn auch tausend fallen zu deiner Seite
und zehntausend zu deiner Rechten,
so wird es doch dich nicht treffen.
Ja, du wirst es mit eigenen Augen sehen und schauen,
wie den Frevlern vergolten wird.

Denn der HERR ist deine Zuversicht,
der Höchste ist deine Zuflucht.
Es wird dir kein Übel begegnen,
und keine Plage wird sich deinem Hause nahen.

Denn er hat seinen Engeln befohlen,
dass sie dich behüten auf allen deinen Wegen,
dass sie dich auf den Händen tragen
und du deinen Fuß nicht an einen Stein stoßest.
Über Löwen und Ottern wirst du gehen
und junge Löwen und Drachen niedertreten.

»Er liebt mich, darum will ich ihn erretten;
er kennt meinen Namen, darum will ich ihn schützen.
Er ruft mich an, darum will ich ihn erhören;
ich bin bei ihm in der Not,
ich will ihn herausreißen und zu Ehren bringen.

Ich will ihn sättigen mit langem Leben
und will ihm zeigen mein Heil.«

Ich erinnere mich daran, wie ich in Tränen aufgelöst in diesem Kreis saß. Der Gruppe musste ich sagen: »Ich verstehe nicht, wie das stimmen kann. *Er* hat es erlaubt, dass uns Übel begegnet, dass eine Plage sich unserem Haus naht. In der Tat hat *er* zugelassen, dass mir etwas viel Schlimmeres zustößt, als dass ich meinen Fuß an einen Stein stoße.« Mir schien es, als hätte er uns überhaupt nicht beschützt.

Die Worte auf dem Papier schienen mir weder wahr noch vertrauenswürdig zu sein. Gleichzeitig glaubte ich, dass Gottes Wort wahr ist, ja dass es im Universum keine unumstößlichere und vertrauenswürdigere Wahrheit gibt. Also wusste ich, dass etwas mit der Art, wie ich den Psalm las und verstand, nicht stimmen konnte. Die Botschaft schien mir zu sein, dass dir, wenn du Gott vertraust, nichts Schlechtes passieren wird. Jeder, der bereits eine gewisse Zeit mit dem Herrn unterwegs ist, weiß, dass das nicht stimmt, selbst wenn es eine Menge Prediger gibt, die versuchen, einem das mittels Passagen wie dieser weiszumachen.

Was bedeutet dieser Psalm nun tatsächlich? Und wichtiger noch, welche Art des Schutzes können du und ich von Gott erwarten? Sind wir den Mächten des Bösen in dieser Welt völlig ausgeliefert? Um eine Antwort und Einsicht in die Versprechen dieses Psalms und vergleichbarer Stellen zu erhalten, müssen wir zum Anfang zurückkehren, an den Punkt, an dem das Böse zum ersten Mal in Gottes gute Schöpfung eindrang. Wir müssen die Geschichte des Nachkommen der Schlange und des Nachkommen der Frau verfolgen.

DIE VERFÜHRUNG DURCH DIE SCHLANGE

Obwohl der Garten Eden gut geschaffen war, war er nicht völlig sicher. Dort im Urgarten waren Adam und Eva für das Böse, die Täuschung und sogar den Tod anfällig. Wir haben vorher vielleicht noch nie darüber nachgedacht, aber wenn wir bedenken, dass das Böse vom Körper einer gewöhnlichen Schlange Besitz ergreifen und den Tod in den Garten bringen konnte, wird es offensichtlich. Evas Alarmglocken hätten schrillen müssen, als ein Tier mit ihr zu sprechen begann. Ihr und Adam war die Herrschaft über alle Tiere des Feldes gegeben worden und nun gab ihr eines dieser Tiere Widerworte.

Die bösen Absichten der Schlange waren hinter der Behauptung verborgen, Adam und Eva lediglich eine Ungerechtigkeit, eine Falschheit Gottes, ins Bewusstsein rufen zu wollen:

1 Mose 3,1. 4–5 Ja, sollte Gott gesagt haben: Ihr sollt nicht essen von allen Bäumen im Garten? ... Ihr werdet keineswegs des Todes sterben, sondern Gott weiß: an dem Tage, da ihr davon esst, werden eure Augen aufgetan, und ihr werdet sein wie Gott und wissen, was gut und böse ist.

Adam hätte die Lüge der Schlange in der Verdrehung von Gottes Wort und die böse Absicht in ihrem Vorschlag erkennen und ihr unverzüglich den Kopf zertreten sollen. Stattdessen hörten Eva und er auf sie. Durch das Essen der Frucht auf das Betreiben der Schlange hin schworen sie ihr im Grunde die Treue.

Es ist ein Wunder – ein göttlicher Gnadenerweis –, dass Gott ihnen nicht in diesem Moment den Garaus machte. Stattdessen schenkte Gott ihnen Gnade, er suchte nach seinen abgeirrten Kindern, er bedeckte sie und verfluchte die Schlange, die so viel Leid gebracht hatte.

1 Mose 3,14–15 Da sprach Gott der HERR zu der Schlange: Weil du das getan hast, seist du verflucht vor allem Vieh und allen Tieren auf dem Felde. Auf deinem Bauche sollst du kriechen und Staub fressen dein Leben lang. Und ich will Feindschaft setzen zwischen dir und der Frau und zwischen deinem Samen und ihrem Samen; er wird dir den Kopf zertreten, und du wirst ihn in die Ferse stechen.

Obwohl Gott eine Welt vorherbestimmte, in der Böses und Rebellion möglich waren, erschuf er beide nicht. Er regiert jedoch mit souveräner Hand darüber. So wie sein Wort die Kraft hat zu segnen, so hat es auch die Kraft zu fluchen. Er machte deutlich, dass die Tage des Bösen gezählt waren. Eines Tages würde ein Baby geboren werden, ein Nachkomme der Frau, die von der Schlange getäuscht und so grausam verletzt worden war. Ihr Nachkomme sollte erfüllen, was Adam hätte tun sollen. Eines Tages würde ihr Nachkomme dem Bösen ein für alle Mal den Kopf zertreten.

Wenn ich von Zeit zu Zeit durch einen bewaldeten Park in der Nähe meines Hauses schlendere, sehe ich, wie sich eine Schlange über den Weg schlängelt. Es ist nicht ungewöhnlich, Schlangen im Wald zu finden. Nur die Geschichten von Schlangen an anderen Orten bereiten mir Gänsehaut. Man muss nur einmal kurz googeln und findet Geschichten von Schlangen in Autos oder Snackautomaten, Schlangen unter Bettlaken oder sogar von einem kleinen Exemplar in einer Nudelpackung. Ich glaube, wir sind uns alle einig, dass niemand eine Schlange unter seiner Bettdecke finden möchte.

Begegnet man aber dennoch einer Schlange, was ist dann der offensichtlichste Weg, sie zu töten? Man tritt ihr auf den Kopf. Man schneidet ihr den Kopf ab. Man zertrümmert ihren Kopf mit einem großen Stein. Und wenn du eine Schlange bist (was du natürlich nicht bist), wie würdest du am ehesten versuchen, einen Menschen auszuschalten, während du über den Boden schlängelst, besonders, wenn dieser Mensch versucht, dir einen Stein auf den Kopf zu werfen? Du beißt ihn in die Ferse.

Ganz offensichtlich ist das ein Bild des Höhepunktes der epischen Schlacht, die Gott im Garten Eden ins Rollen brachte. Ein ganz bestimmter Nachkomme – man beachte das »er« in Vers 15 – wird, während er den Kopf der Schlange zertritt, erleben, wie sich ihre Giftzähne in seine Ferse versenken. Das Gift der Sünde wird dem Nachkommen den Todesstoß versetzen. Doch bis zu dieser Entscheidungsschlacht wird es viele Auseinandersetzungen zwischen den Nachkommen der Frau und den Nachkommen der Schlange geben.

Wenn du eine friedliebende Person bist – jemand, der möchte, dass alle gut miteinander auskommen – klingt das für dich vielleicht nach schlechten Neuigkeiten. Und irgendwie sind das ja auch keine guten Neuigkeiten, sind wir doch dauerhaft in diesem Konflikt gefangen. Aber es sind doch auch gute Neuigkeiten. Durch ihre Sünde stellten sich Adam und Eva auf die Seite der Schlange und gegen Gott, doch mit dem Fluch über die Schlange wendete Gott das Blatt. Er errichtete einen Schutzwall um sie und ihre Nachkommen, der sie vor jeder Art von falschem Frieden mit der bösen Schlange bewahren sollte. Gott machte das gescheiterte Königspaar zu seinen Verbündeten gegen den wahren Feind. Diese fortwährende Feindschaft diente zu ihrem Besten. Gott ergriff in der Erlösung der Frau die Initiative und trieb einen Keil zwischen sie und den Verderber ihrer Seele.

Es ist die gleiche Initiative, die er auch in unserem Leben ergreifen muss. Ohne dieses Werk göttlicher Gnade werden wir auf ewig Gottes Feinde bleiben, anstatt Feinde des Bösen zu werden. Durch diesen Fluch wirkt es, als würde Gott zu Adam und Eva, die sich gegen ihn aufgelehnt und seinen reichen Segen verschmäht haben, sagen: »Ich ziehe in den Krieg, aber nicht gegen euch. Ich treibe einen Keil zwischen euch und den, der euch nur schaden will. Ich ziehe für euch in den Krieg.«[70]

Dieser Krieg aber würde nicht auf Adam, Eva oder den *einen* Nachkommen und die Schlange beschränkt bleiben. Er würde sich auf die kommenden Generationen der Nachkommen der Frau und der Nachkommen der Schlange ausweiten. Obwohl Satan als Haupt des Reiches des Bösen keine leiblichen Nachkommen hat, verfügt er über ein Heer böser Geister und unbußfertiger Sünder, die ihr Wesen von ihm ableiten.[71]

DER NACHKOMME DER FRAU IM KRIEG MIT DEM NACHKOMMEN DER SCHLANGE

Zum ersten Mal entlud sich dieser Konflikt in der mörderischen Wut von Adams und Evas erstem Nachkommen Kain gegen seinen Bruder Abel. Durch diese Generation wird uns gezeigt, dass der »Same der Frau« nicht jeden einzelnen leiblichen Nachkommen Evas einschließt. Die Nachkommen der Frau sind jene, mit denen Gott durch Christus Frieden schließt und zu Feinden des Satans macht. Obwohl Eva beide geboren hatte, war nur Abel ihr Nachkomme im geistlichen Sinn. Obwohl er ein leiblicher Nachkomme Evas war, war Kain ein geistlicher Nachkomme der Schlange.[72] Bereits am Anfang der Bibel sehen wir, dass die familiäre Herkunft kein Garant rettender Gnade ist.

1. Mose, wie auch andere Bücher des Alten Testaments, verzeichnet den Stammbaum der Nachkommen mit großer Sorgfalt. Deshalb gibt es dort all die Geschlechtsregister, die keiner in einer Gruppe vorlesen möchte. Auch wenn man leicht dazu verleitet ist, diese bei der Bibellektüre zu überfliegen oder ganz zu überspringen, sind diese Geschlechtsregister eigentlich äußerst faszinierend und bedeutsam. Sie tragen eine Spannung in sich, die uns nicht offenbar wird, wenn wir nicht verstehen, dass wir die Geschichte der Nachkommen verfolgen. Wir sollten uns beim Lesen fragen: Was wird mit den Nachkommen der Frau geschehen? Was wird dieser einen Abstammungslinie widerfahren, durch die Gott *das* Kind zur Welt kommen lassen möchte, den einen, der den Feind ein für alle Mal besiegen wird?

Dieser andauernde Kampf und die Bedrohung der Nachkommen der Frau liegen einigen der bedeutendsten Szenen im Alten Testament zugrunde. Als eine Hungersnot ihre Nachkommen in Gefahr bringt, reisen Jakobs Söhne nach Ägypten, weil es dort Korn gibt. Doch vierhundert Jahre später finden sie sich zu Sklaven degradiert wieder. Der Nachkomme der Frau steht dem der Schlange eindeutig feindlich gegenüber – dem Pharao, dessen Kopfschmuck eine Schlange zierte, ein Symbol des Ursprungs seiner Macht. Der Pharao war so entschlossen, die Nachkommen der Frau zu vernichten, dass er den Hebammen befahl, alle männlichen hebräischen Kinder zu töten. Als das nicht funktionierte, wies er an, alle männlichen Säuglinge der Hebräer im Nil zu ertränken. Doch ein hebräischer Junge blieb unversehrt und gelangte über ein schwimmendes Körbchen im Nil direkt ins Haus des Pharao. Er würde der Eine sein, der die Nachkommen der Frau befreien sollte. Es kam der Tag, an dem ihre Nachkommenschaft, zwei Millionen Menschen stark, am Ostufer des Roten Meeres stand und beobachtete, wie die Nachkommenschaft der Schlange, das Heer Ägyptens, von Wassermassen zerschmettert wurde.

Während die Nachkommen der Frau vierzig Jahre lang die Wüste durchzogen, war oft schwer zu erkennen, dass es sich bei ihnen um eine Familie des Glaubens handelte. Sie beschwerten sich über das Essen und ihren Anführer und warfen Gott vor, er wolle sie in der Wüste töten. Also gab Gott ihnen einen Vorgeschmack ihres wahren Feindes. Er schickte brennende Schlangen, die die Menschen bissen. Viele starben, doch dann sprach Gott zu Mose: »Mache dir eine eherne Schlange und richte sie an einer Stange hoch auf. Wer gebissen ist und sieht sie an, der soll leben« (4 Mose 21,8).

An der Stange hing ein bronzenes Ebenbild dessen, was sie tötete – ihre Sünde, verkörpert durch eine Schlange. Doch das war keine siegreiche, sondern eine besiegte Schlange, vielleicht hatte ihr der Nagel, der sie an die Stange heftete, sogar den Kopf durchstoßen.[73] Alle, die Gottes Versprechen auf Rettung und Heilung glaubten und diesen Glauben durch den Blick auf die Schlange am Holz demonstrierten, wurden vom Gift der Sünde errettet.

Jahre später fanden sie sich im verheißenen Land erneut im Kampf gegen die Nachkommen der Schlange, die Armee der Philister, wieder. Doch dieses Mal hatte ein bestimmter Philister, Goliat aus der Stadt Gat, einen Vorschlag. Er schlug vor, Israel solle einen Soldaten zum Kampf mit ihm vorschicken. Sollte der Stellvertreter Israels gewinnen, würden alle Philister zu Sklaven Israels werden, sollte hingegen Goliat gewinnen, würde Israel, der Nachkomme der Frau, auf ewig Sklave des Bösen sein. Goliat kam zum Kampf mit einem Schuppenpanzer gerüstet (vgl. 1 Sam 17,5). Anders gesagt: Er war mit einem Brustpanzer bekleidet, der wie die Schuppen einer Schlange aussah. Und was tat David, der Nachkomme der Frau? Mit einem kleinen Stein und einer Schleuder zerschmetterte er dem Nachkommen der Schlange den Schädel.

Jahrhunderte später wurden die Nachkommen der Frau ins Exil geschickt und eine Nachfahrin, eine junge und schöne Frau namens Ester, wurde die Frau Ahasverus', des Königs der Meder und Perser.

Doch der Nachkomme der Schlange wirkte durch Haman, der einen tiefen Hass gegen die Juden hegte. Er brachte den König dazu, ein Dekret zu unterschreiben, dass man an einem bestimmten Tag »sollte vertilgen, töten und umbringen alle Juden« (Est 3,13).

Wir müssen verstehen, was das aus der Perspektive der biblischen Geschichte bedeutet. Wären alle Juden getötet worden, wäre kein Nachkomme der Frau übrig geblieben, um der Schlange eines Tages den Kopf zu zertreten. Doch Ester, die Nachfahrin der Frau, siegte über Haman, den Nachkommen der Schlange, und er wurde hingerichtet. Wir lesen, dass »an dem Tage, als die Feinde der Juden hofften, sie zu überwältigen, und sich's wandte, dass nun die Juden ihre Feinde überwältigen sollten« (Est 9,1). Die Nachkommen der Frau zerschmetterten den Nachkommen der Schlange das Haupt.

DAS KOMMEN DES NACHKOMMEN DER FRAU

Endlich kam der Tag, an dem der eine, besondere Nachkomme geboren wurde. »Als aber die Zeit erfüllt war, sandte Gott seinen Sohn, geboren von einer Frau« (Gal 4,4). Paulus formulierte dies so, damit wir die Verbindung zwischen der Geburt Jesu und dem Versprechen im Garten Eden ziehen. Dies ist der Eine, der Nachkomme. Er war kaum geboren, da zeigte es sich schon, dass der Kampf noch immer tobte. Matthäus berichtet:

Mt 2,1–2 Da Jesus geboren war zu Bethlehem in Judäa zur Zeit des Königs Herodes, siehe, da kamen Weise aus dem Morgenland nach Jerusalem und sprachen: Wo ist der neugeborene König der Juden? Wir haben seinen Stern aufgehen sehen und sind gekommen, ihn anzubeten.

Herodes, der Nachkomme der Schlange, erkannte die Bedrohung. Doch ein Engel des Herrn erschien Josef im Traum und sprach zu ihm: »Steh auf, nimm das Kindlein und seine Mutter mit dir und flieh nach Ägypten und bleib dort, bis ich's dir sage; denn Herodes hat vor, das Kindlein zu suchen, um es umzubringen« (Mt 2,13).

Diesen Kampf verlor der Nachkomme der Schlange, aber er gab noch nicht auf. Vom Anfang bis zum Ende seines Dienstes marschierte Jesus gegen die Mächte der Finsternis an. Kurz nachdem er vom Satan in der Wüste versucht worden war (welcher übrigens Psalm 91 zitierte und seine Bedeutung verdrehte, genauso wie Wohlstandsprediger es heute tun), sah sich Jesus in Nazareth einer feindlichen Meute ausgesetzt, die ihn von einer Klippe zu stoßen suchte (vgl. Lk 4,16–30). Er ging nach Kapernaum und besuchte am Sabbat die Synagoge, als ein von einem Dämon besessener Mensch laut schrie: »Halt, was haben wir mit dir zu schaffen, Jesus von Nazareth? Bist du gekommen, uns zu vernichten? Ich weiß, wer du bist: der Heilige Gottes« (Lk 4,33–34). So wie Satan in der Schlange in Eden gewohnt hatte, wohnten auch die Dämonen in diesem Mann und erkannten Jesus als den verheißenen Nachkommen, den Satan und seine Knechte die ganze Zeit über gefürchtet hatten und der gekommen war, sie zu vernichten.

Lesen wir die Evangelien, erscheint es uns manchmal, als wäre dämonische Besessenheit zu jener Zeit und an jenem Ort ein wesentlich weiter verbreitetes Phänomen gewesen als heute. Das stimmt gewissermaßen auch. Der Grund für die vielen Berichte in den Evangelien über ein so hohes Maß an dämonischer Aktivität liegt darin, dass der Nachkomme der Frau gekommen war und alle Tore der Hölle geöffnet wurden, um seinen Schlag abzuwehren. Den Heerscharen der Hölle schlotterten die Knie, vollends im Wissen, wie dieser Krieg ausgehen würde.

Alle Lakaien der Hölle, egal ob sie sich als solche sahen oder nicht, waren in diesen Konflikt involviert. Die Juden zur Zeit Jesu sahen sich wegen ihrer Blutsverwandtschaft mit Abraham auf der Seite alles Guten. »Abraham ist unser Vater«, sagten sie zu Jesus. Jesus aber erwiderte ihnen:

Joh 8,39–44 Wenn ihr Abrahams Kinder wärt, so tätet ihr Abrahams Werke. Nun aber sucht ihr mich zu töten, einen Menschen, der ich euch die Wahrheit gesagt habe, die ich von Gott gehört habe. Das hat Abraham nicht getan. Ihr habt den Teufel zum Vater, und nach eures Vaters Begierden wollt ihr tun.

Dem Fleisch nach waren sie Abrahams Kinder, dem Geist nach aber eindeutig des Teufels.

Die Trennlinie zwischen den Nachkommen der Schlange und den Nachkommen der Frau verläuft mitten durch menschliche Familien. Darum sagte Jesus:

Mt 10,34–36 Ihr sollt nicht meinen, dass ich gekommen bin, Frieden zu bringen auf die Erde. Ich bin nicht gekommen, Frieden zu bringen, sondern das Schwert. Denn ich bin gekommen, den Menschen zu entzweien mit seinem Vater und die Tochter mit ihrer Mutter und die

> Schwiegertochter mit ihrer Schwiegermutter. Und des Menschen Feinde werden seine eigenen Hausgenossen sein.

Jesus war ganz bestimmt kein Fan von Familiendramen und -konflikten. Aber er wollte klarstellen, dass es eine familiäre Verbundenheit gibt, die Vorrang hat vor Blutsverwandtschaften. Es kommt darauf an, ob wir seiner Familie durch den Glauben angehören oder der des Vaters der Lüge, des Anklägers der Brüder, der alten Schlange – sei es durch Gleichgültigkeit gegenüber, Unkenntnis von oder gar unverhohlene Rebellion gegen Christus.

DAS ZERSCHMETTERN DES NACHKOMMEN DER FRAU

Während Judas an einem Stück Brot kaute, das Jesus ihm gerade gegeben hatte, fuhr der Satan in ihn. Der Teufel dachte, dies würde seine Sternstunde werden. In der Tat sagte Jesus selbst, als er von Soldaten ergriffen wurde: »Aber dies ist eure Stunde und die Macht der Finsternis« (Lk 22,53). Nach einer Reihe von Verhören und Anhörungen, die die wahren Absichten des Feindes enthüllten, erreichte der Kampf, der seit den Tagen Edens immerzu getobt hatte, seinen Höhepunkt. Diese Schlacht auf dem Hügel Golgatha war die erbittertste und tödlichste, aber auch lebenspendendste Schlacht, die je geschlagen wurde.

Fünfzig Tage später deutet Petrus das Geschehen der Schlacht, indem er erklärt, dass Jesus, der durch die Hand der Ungerechten ans Kreuz geschlagen und umgebracht wurde, »durch Gottes Ratschluss und Vorsehung dahingegeben war« (Apg 2,23). Weil wir die Geschichte des Nachkommen der Frau und des Nachkommen der

Schlange verfolgt haben, wissen wir, dass dies wahr ist. Davon sprach der Prophet Jesaja, als er schrieb:

Jes 53,10

> Aber der HERR wollte ihn also zerschlagen
> mit Krankheit.
> Wenn er sein Leben zum Schuldopfer gegeben hat,
> wird er Nachkommen haben und lange leben,
> und des HERRN Plan wird durch ihn gelingen.

Jesaja macht deutlich, dass das Zerschmettern des Nachkommen der Frau nicht in seinem endgültigen Tod und seiner Niederlage enden wird. Nein, er wird »lange leben«. Er wird von der Zerschlagenheit wegen unserer Missetaten ins ewige Leben eingehen. Der Wille des Herrn – alles, was Gott durch das Leiden seines Knechtes zu erfüllen gedachte – wird geschehen. Wir dürfen auch nicht übersehen, dass er laut diesem Vers Nachkommen haben wird. Der Nachkomme der Frau wird seine Nachkommen sehen! Sein Leiden wird nicht sinnlos, sondern reich, fruchtbar und bedeutungsvoll sein.

Hierin liegt die Gute Nachricht des Evangeliums in der Geschichte des Nachkommen, einer Geschichte, die alles am Ausgang unserer eigenen Geschichte ändert: »Denn wenn wir mit Gott versöhnt worden sind durch den Tod seines Sohnes, als wir noch Feinde waren, um wie viel mehr werden wir selig werden durch sein Leben, nachdem wir nun versöhnt sind« (Röm 5,10). Wir haben »Frieden mit Gott durch unsern Herrn Jesus Christus« (Röm 5,1). Welch gute Nachricht der Gnade inmitten des Fluches: Feindschaft mit Satan und Frieden mit Gott, ermöglicht durch das Leiden des Nachkommen der Frau.

Im Licht dieser Gnadenverheißung setzen wahre Nachkommen der Frau all ihren Glauben, all ihre Hoffnungen und all ihr Vertrauen auf eine Zukunft, die besser als ihre Vergangenheit und besser als das ist, was sie verdienen, auf den Nachkommen der Frau. Und wir können sicher sein, dass uns der Feind unserer Seelen davon abhalten möchte.

An dieser Stelle fangen wir an zu erkennen, dass wir uns inmitten eines geistlichen Kampfes befinden: »Denn wir haben nicht mit Fleisch und Blut zu kämpfen, sondern mit Mächtigen und Gewaltigen, mit den Herren der Welt, die über diese Finsternis herrschen, mit den bösen Geistern unter dem Himmel« (Eph 6,12). Der Feind möchte dich als Verbündeten und nicht als Widersacher. Er will dich auf alle Ewigkeit besitzen, und wenn du Kinder hast, so will er diese auch. Was also können wir tun? Wir greifen zu geistlichen Waffen, um diesen geistlichen Kampf zu kämpfen. Wir erfüllen uns und unser Zuhause mit dem Wort Gottes. Anstatt anzunehmen, dass Gott unsere Kinder schon erretten wird, flehen wir ihn an, es zu tun. Wir beten, dass unsere Kinder Feinde des Bösen und Freunde Gottes sein mögen. Wir beten, dass sie nicht von den Lügen des Teufels getäuscht noch in Rebellion gegen Gott verbleiben werden. Wir beten, dass sie die Stimme ihres Retters erkennen, wenn er sie ruft, und von ihm mit der Gerechtigkeit Christi bekleidet werden. Wir beten, dass sie nach der Gnade greifen, die inmitten des Fluches versprochen wurde. Wir beten, dass Christus, wenn er seine Nachkommen betrachtet, auch die Gesichter unserer Kinder sieht.

DAS ZERSCHMETTERN DES NACHKOMMEN DER SCHLANGE

Der Apostel Johannes schreibt: »Dazu ist erschienen der Sohn Gottes, dass er die Werke des Teufels zerstöre« (1 Joh 3,8). Johannes sah den Tod und die Auferstehung Jesu im Licht der Geschichte des

Nachkommen der Schlange und des Nachkommen der Frau. Die Liste der Sünden, die der Teufel als Waffen gegen uns zu verwenden gedacht hatte, wurde ans Kreuz genagelt. In seinem Tod hat Jesus damit »die Mächte und Gewalten ihrer Macht entkleidet und sie öffentlich zur Schau gestellt und über sie triumphiert« (Kol 2,15). Triumphierend stieg Jesus aus dem Grab auf, das ihn nicht zu halten vermochte, und fuhr zur Rechten des Vaters empor, wo er bleibt, bis er zurückkehrt, um die alte Schlange ein für alle Mal zu vernichten. Jetzt gerade ist Satan einer Schlange gleich, deren Kopf zerschmettert worden ist, deren Schwanz aber noch immer hin und her peitscht und Chaos verursacht. »[D]enn euer Widersacher, der Teufel, geht umher wie ein brüllender Löwe und sucht, wen er verschlinge« (1 Petr 5,8). In einem letzten Versuch, sich in Gottes Welt durchzusetzen, ist er noch immer gegen die Nachkommen der Frau am Werk. Vor diesem Hintergrund lautet das Wort des Petrus an uns: »Dem widersteht, fest im Glauben, und wisst, dass ebendieselben Leiden über eure Brüder und Schwestern in der Welt kommen« (1 Petr 5,9). Die Realität ist, dass Satan ein besiegter Feind ist. Seit der Zeit Edens war es Gottes Absicht, des Teufels Existenz und Widerstand zur Erfüllung seines Plans für sein Volk zu gebrauchen. Doch dieser vollkommene Plan Gottes beinhaltet einen kommenden Tag der Verdammnis für Satan. Die Stunde kommt, in der Satans Schwanz nicht länger durch das Leben der Kinder Gottes peitschen wird. Johannes sah diesen Tag vorher und schrieb das Gesehene in der Offenbarung nieder: »Und der Teufel, der sie verführte, wurde geworfen in den Pfuhl von Feuer und Schwefel, wo auch das Tier und der falsche Prophet waren; und sie werden gequält werden Tag und Nacht, von Ewigkeit zu Ewigkeit« (Offb 20,10). Alle Kinder der Schlange werden auf ewig gebunden sein, weit, weit weg von den Kindern der Frau, die ihr Zuhause im Neuen Jerusalem haben werden. »Und nichts Unreines wird hineinkommen und keiner, der Gräuel tut und Lüge, sondern die geschrieben sind in dem Lebensbuch des Lammes« (Offb 21,27). Die Namensliste in diesem Buch ist eine Liste, die zu lesen uns niemals langweilig werden wird und von deren Inhalt wir nichts auslassen oder überspringen wollen.

DIE BEWAHRUNG DER NACHKOMMEN DER FRAU

Unsere vertrauensvolle Hoffnung auf den kommenden Tag des Gerichts für Satan und seine Nachkommen ermöglicht es uns, scheinbar überzogene Versprechen der Bewahrung wie in Psalm 91 zu verstehen. Psalm 91 verspricht den Schutz des Herrn. Der Schutz, der allen versprochen wird, die sich in Gott bergen, gilt der Bewahrung vor der Zerstörung, die am Tag des Jüngsten Gerichts über die Schlange und ihre Nachkommen hereinbrechen wird. Der Psalmist beschreibt diesen Tag in den Versen 7–8:

Ps 91,7–8 Wenn auch tausend fallen zu deiner Seite
und zehntausend zu deiner Rechten,
so wird es doch dich nicht treffen.
Ja, du wirst es mit eigenen Augen sehen
und schauen, wie den Frevlern vergolten wird.

Vom Heiligen Geist inspiriert, blickt der Psalmist in die Zukunft und sieht den Tag, an dem »die Frevler« erhalten, was ihnen zusteht. Damit sind nicht einfach nur solche Menschen gemeint, die böse Dinge tun. Frevler sind alle, die nicht Feinde der Schlange sind, sondern gemeinsame Sache mit ihr machen, solche, die sich geweigert haben, sich mit Gott versöhnen zu lassen. Das uns in den Versen 7 und

8 gebotene Bild ist das derer, die »unter dem Schirm des Höchsten« sitzen (V. 1) und die Nachkommen der Schlange dabei beobachten, wie sie bekommen, was sie verdienen. Das Versprechen des 91. Psalms, das denen gegeben wird, die ihre Zuflucht bei Gott gefunden haben, ist der Schutz vor allen Bestrafungen, die denen widerfahren, die mit dem Teufel gemeinsame Sache machen. Das Versprechen dieses Psalms ist nicht die allumfassende leibliche Bewahrung vor allem, was unseren Komfort bedroht, sondern die Bewahrung vor dem Gericht, das auf die Schlange und ihre Nachkommenschaft wartet.

Am Anfang von Vers 3, wenn der Psalmist davon spricht, dass er dich errettet »vom Strick des Jägers und von der verderblichen Pest«, sollen wir verstehen, dass dieser Strick und diese Pest auf die Nachkommen der Schlange warten, Gottes Kinder aber davor bewahrt werden. Gemäß Vers 5 und 6 wird Gott uns vor dem Grauen, dem Pfeil und dem Verderben bewahren, die für die Bösen bestimmt sind. Wenn wir bei Vers 9 und 10 angelangt sind, sehen wir, dass Übel und Plage über all jene kommen, die sich zum Bösen halten, Bewahrung aber denen verheißen ist, die sich im Herrn bergen.

Vers 12 und 13 versprechen, dass Engel dich davor bewahren werden, deinen Fuß an einem Stein zu stoßen und dir deine Ferse zu verletzen. In der Tat versprechen sie, dass du »Drachen« bzw. »Schlangen« (vgl. ELB, HFA) niedertreten wirst. Weil wir die Geschichte des Nachkommen kennen, erkennen wir hier eine Verbindung. Dieser Tag wird keine Verletzung unserer Fersen bringen, hat Christus doch alle Verletzung bereits selbst am Kreuz getragen. Er durchlitt die tödliche Pest. Er wurde von den Pfeilen des Gerichts durchbohrt. Er durchlebte das Verderben am Mittag. Obwohl er völlig gut war, wurde unser gesamtes Übel über ihn ausgegossen. Am Kreuz sehen wir Jesus die Vergeltung durchleben, die böse Menschen wie du und ich verdient hätten.

Die Verse 14–16 offenbaren, dass alle, die in Liebe an Christus festhalten, errettet, beschützt, herausgerissen, zu Ehren gebracht, gesättigt und dem Heil zugeführt werden. Das alles ist aber nur möglich, weil Jesus nicht errettet und auch nicht aus Drangsal herausgerissen wurde. Er wurde nicht beschützt, damit du und ich auf ewig beschützt werden.

Wenn ich jetzt also Psalm 91 lese, kann ich mich darüber freuen, dass Gott endgültige Bewahrung bereitgestellt hat, anstatt verbittert darüber zu sein, dass es Gott scheinbar nicht gelungen ist, mich oder meine Familie zu bewahren. Ich bin im Schatten des Allmächtigen geborgen und nichts kann mir letztendlich Schaden zufügen. Alle Verheißungen des Psalms werden am Tag des Gerichts mein sein. Rufe ich ihn an, so wird er mich erhören. Er wird mir in Nöten zur Seite stehen. Er wird mich erretten. Er wird mich sättigen und mir sein Heil zeigen.

Jetzt kann ich auch erkennen, dass Gott meinen Kindern Hope und Gabe die Bewahrung nicht verwehrt hat. Er hat nie versprochen, dass ihnen in diesem Leben weder Gefahr noch Tod begegnen werden. Was er aber versprochen hat, ist die Seinen zu sich zu sammeln, wo er sie vor endgültigem und ewigem Leid bewahren wird. Jetzt gerade erleben Hope und Gabe diese Sättigung und dieses Heil weitaus lebendiger, als ich es tue. Sie sind beschützt. Sie sind sicher. Darin finde ich Ruhe. Darin finde ich Frieden. Ich kann auf den Tag warten, an dem der Herr wiederkommen, all seine Verheißungen des Schutzes erfüllen und Hope, Gabe, mich und alle seine Kinder zum ewigen Leben berufen wird.[74]

Wenn unser Denken und Fühlen davon geprägt sind, dass die Geschichte des Nachkommen der Frau und des Nachkommen der Schlange Realität ist, dann kann uns das mit Mut erfüllen, sodass wir den schlimmsten Pfeilen und Schleudern der Welt entgegentreten können. Wir werden beginnen zu erkennen, dass wir niemals endgültig sterben, auch wenn wir unser Leben verlieren.

Meine Freundin, du hast einen Feind. Er ist gegen dich. Gott aber ist für dich und nichts vermag, dich von seiner Liebe zu scheiden. Wenn du in Christus bist, bist du absolut sicher. Jeder, der an ihn glaubt, wird nicht zugrunde gehen. Heißt das, dass dir in diesem Leben kein Leid widerfahren wird? Heißt das, dass du dem Tod nicht ins Angesicht blicken wirst? Nein. Es heißt, dass du nicht ewiglich zugrunde gehen wirst, selbst wenn du stirbst. Es heißt, dass du letztendlich nicht zerstört werden kannst, selbst wenn Terroristen dich entführen, böse Regime dich aushungern oder Folterknechte dir drohen sollten. Es heißt, dass Satan vielleicht eine oder zwei Schlachten in deinem Leben, aber niemals den Krieg um deine Seele gewinnen wird.

Der Tag wird kommen, an dem Jesu Sieg über Satan unser aller sein wird, die wir im Glauben mit ihm verbunden sind. Bis dahin halten wir an der Verheißung fest: »Der Gott des Friedens aber wird den Satan unter eure Füße treten in Kürze« (Röm 16,20). Bis dahin rufen wir aus: »Komm schnell, Herr Jesus. Komm und zerstöre die Schlange ein für alle Mal. Komm und sammle dein Volk unter deinem Schutz, an einem ewig sicheren Ort, einem Zuhause noch besser als Eden.« Bis dahin singen wir:

Ein feste Burg ist unser Gott,
ein gute Wehr und Waffen.
Er hilft uns frei aus aller Not,
die uns jetzt hat betroffen.
Der alt böse Feind
mit Ernst er's jetzt meint,
groß Macht und viel List
sein grausam Rüstung ist,
auf Erd ist nicht seinsgleichen.

Mit unsrer Macht ist nichts getan,
wir sind gar bald verloren;
es streit' für uns der rechte Mann,
den Gott hat selbst erkoren.
Fragst du, wer der ist?
Er heißt Jesus Christ,
der Herr Zebaoth,
und ist kein andrer Gott,
das Feld muss er behalten.

Und wenn die Welt voll Teufel wär
und wollt uns gar verschlingen,
so fürchten wir uns nicht so sehr,
es soll uns doch gelingen.
Der Fürst dieser Welt,
wie sau'r er sich stellt,
tut er uns doch nicht;
das macht, er ist gericht':
ein Wörtlein kann ihn fällen.

Das Wort sie sollen lassen stahn
und kein' Dank dazu haben;
er ist bei uns wohl auf dem Plan
mit seinem Geist und Gaben.
Nehmen sie den Leib,
Gut, Ehr, Kind und Weib:
lass fahren dahin,
sie haben's kein' Gewinn,
das Reich muss uns doch bleiben.[75]

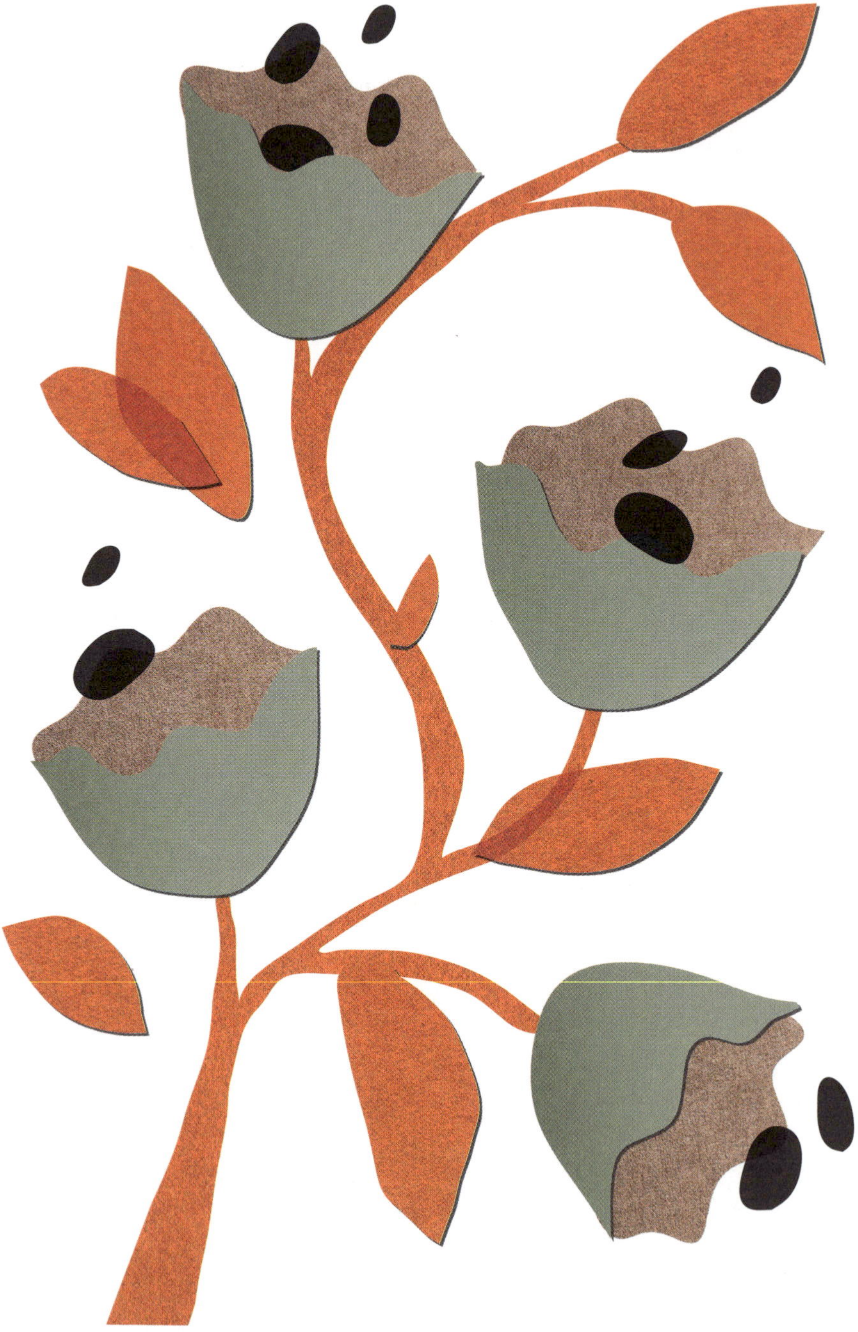

KAPITEL 8

Die Wohnung

Als ich meine erste Arbeitsstelle in Waco, Texas, antrat, entschied ich mich, lieber allein als in einer WG zu leben. Das bedeutete, dass ich eine ziemlich günstige Bleibe finden musste. Letztendlich fand ich eine günstige Doppelhaushälfte zur Miete und bezahlte meiner Vermieterin 75 Euro pro Monat.

Ich lebte dort gern für mich allein – zumindest bis David und ich uns verlobten und er in ein Apartment zog, das unsere gemeinsame Wohnung werden sollte. Wir nannten es »das Avocadoland«. Es war das Jahr 1986 und alles war in die Avocadofarbe der 60er und 70er getaucht – vom Teppich über die Küchenplatte bis hin zur Lampe im Eingangsbereich. Das fanden wir großartig, weil es unser Zuhause war.

David zog ein paar Monate vor unserer Hochzeit dort ein und so blieb mir abends nichts anderes übrig, als in mein Auto zu steigen und wieder in meine eigenen vier Wände zurückzukehren. Ich liebte ihn und wollte einfach mit ihm zu Hause sein – in unserem Zuhause.

Unserer Zeit im Avocadoland sind einige weitere Wohnungen gefolgt. Während ich diese Zeilen schreibe, steht ein »Zu verkaufen«-Schild in unserem Vorgarten. In unserem jetzigen Haus haben wir über 20 Jahre gelebt und in seinen vier Wänden viel vom Leben erfahren. Doch Davids Firma wächst und verlangt nach mehr Platz,[76] also ziehen wir in ein Haus ein paar Blocks entfernt, das besser geeignet ist. Interessanterweise machen wir uns heute weitaus mehr Gedanken über die Teppich- und Lampenauswahl als vor 30 Jahren, als uns unser Avocadoland so glücklich machte. Doch wir wissen, dass das, was uns in unserer ersten Wohnung so glücklich machte, uns auch in unserem neuen Haus glücklich machen wird, nämlich zusammen zu Hause zu sein – in unserem Zuhause.

Wir alle teilen das Verlangen, mit unseren Lieben zusammenzuwohnen. Es muss ein Teil unserer Gottesebenbildlichkeit sein, denn die Geschichte der Bibel ist die Geschichte, in der Gott seinen Plan verwirklicht, mit seinem Volk zusammenzuwohnen. Es ist die große Leidenschaft des göttlichen Herzens, wie sie von der ersten bis zur letzten Seite der Bibel offenbart wird, gemeinsam mit seinem Volk einen Ort zu bewohnen, an dem nichts trennen, entfremden oder verderben kann und man voller Freude von Angesicht zu Angesicht und ohne Abschiede zusammenlebt. In der Tat ist es einer der faszinierendsten Aspekte der Geschichte der Bibel, dass sie weitaus mehr von Gottes Verlangen handelt, bei seinem Volk zu wohnen, als umgekehrt. Ist das nicht eigenartig? Sollten wir nicht diejenigen sein, die es verzweifelt nach einem Leben in seiner Gegenwart verlangen sollte?

Ja, viele sehnen sich danach, von einem Leben in dieser von Sünde versehrten Welt erlöst zu werden. Doch ich weiß nicht, ob dies das Gleiche ist wie das Verlangen, bei Gott zu wohnen. Viele von uns werden zugeben müssen, dass unsere Beziehung zu Gott nicht annähernd so innig ist, wie wir sie uns vielleicht wünschen, und dass unser Verlangen, bei ihm zu sein, nicht so stark ist, wie es sein sollte. Manchmal wollen wir Gott auf sichere Distanz halten. Wir würden ihn gern im Gästehaus im Garten einquartieren, damit er in der Nähe ist, wenn wir ihn brauchen, aber immer noch weit genug entfernt, damit er sich nicht in unsere Angelegenheiten einmischt.

Glücklicherweise macht die Bibel deutlich, dass Gottes Absichten nicht durch einen Mangel an Leidenschaft seitens seines Volkes durchkreuzt werden können. Die Geschichte der Menschheit ist eine Geschichte von Gottes anhaltender Absicht, trotz unserer wankelmütigen Zuneigung eine Wohnung mit uns zu beziehen.

MIT SEINEM VOLK IN EDEN ZU HAUSE

»Am Anfang schuf Gott Himmel und Erde« als einen mit Güte erfüllten Zufluchtsort, an dem er mit seinem Volk zu wohnen gedachte.[77] Gott richtete sein Zuhause mit farbenprächtig blühenden Pflanzen ein, speiste es mit plätschernden Strömen und flutete es vom blauen Himmel herab mit strahlendem Licht. (Vielleicht gab es sogar den einen oder anderen Avocadobaum.) Seine Absicht für den Garten war es, dass dieser sich über die ganze Welt hin ausbreiten und so zum Zuhause für ihn und seine Ebenbildträger werden würde. Doch dann hießen Adam und Eva einen Eindringling, die Schlange, willkommen und ließen es zu, dass dieser sich in Gottes Zuhause einnistete.

Adam und Eva »hörten Gott den Herrn, wie er im Garten ging, als der Tag kühl geworden war« (vgl. 1 Mose 3,8). Es klingt vielleicht, als sei Gott bei einem Spaziergang am Nachmittag von der Rebellion während seiner Abwesenheit überrascht worden. Aber dem ist nicht so. Vielleicht übersetzt deine Bibel »als der Tag kühl geworden war« auch anders, denn die Stelle könnte aus dem Hebräischen auch als »beim Wind des Tages« oder »beim Geist des Tages« übertragen werden. Möglicherweise sollten wir diese Passage so verstehen, dass Adam und Eva Gott im Geist »des Tages«, d. h. in der Gesinnung des Gerichtstages, kommen hörten.[78] Durch die gesamte Bibel hindurch lesen wir von »dem Tag« oder »dem Tag des Herrn«, an dem Gott kommen und Gericht und Rettung bringen wird. Dieser Tag in Eden war eindeutig der erste dieser Tage. Es war ein Tag des Gerichts und für Adam und Eva eine Zwangsräumung. Es war ihnen nicht länger erlaubt, im Heiligtum von Eden in der Gegenwart eines heiligen Gottes zu leben, denn sie waren zu unheiligen Leuten geworden.

Doch Gottes Absicht, mit einem heiligen Volk in einem heiligen Land zu wohnen, konnte nicht von der Sünde der Menschen durchkreuzt werden. Stattdessen fing Gott an, den Plan in die Tat umzusetzen, der es Sündern ermöglichen sollte, rein und heilig gemacht zu werden, um in seiner Gegenwart leben zu dürfen. Gott ließ Abraham Heim und Herd verlassen, um ihm ein neues Zuhause in einem neuen Land zu schaffen (vgl. 1 Mose 12,3). »Und [Abraham] baute dort einen Altar dem HERRN, der ihm erschienen war. Danach brach er von dort auf ins Gebirge östlich von Bethel und schlug sein Zelt auf« (1 Mose 12,7–8). Abraham baute einen Altar, ein Mini-Heiligtum, dort wo Gott ihm in Bethel (das bedeutet »Haus Gottes«) erschienen war. Die Bibel beginnt, ein Muster zu offenbaren, das Gottes Gegenwart mit Feuer, Opfer und Heimat verknüpft.

Später erschien Gott Abraham erneut und schloss einen Bund mit ihm:

1 Mose 17,7–8 Und ich will aufrichten meinen Bund zwischen mir und dir und deinen Nachkommen von Geschlecht zu Geschlecht, dass es ein ewiger

> Bund sei, sodass ich dein und deiner Nachkommen Gott bin. Und ich will dir und deinem Geschlecht nach dir das Land geben, darin du ein Fremdling bist, das ganze Land Kanaan, zu ewigem Besitz und will ihr Gott sein.

Gott sagte, sie würden durch einen ewigen Bund, dem eine Beziehung zugrunde liegt, für immer miteinander verbunden bleiben: »Ich will dein Gott sein!« Hörst du die Intimität? Gott sagt nicht einfach, er wolle der Welt auf allgemeine Art und Weise Gott sein (obwohl er natürlich der Gott der ganzen Welt ist). Er wird persönlich: »Ich will euch Gott sein und euch ein Zuhause schaffen, an dem wir diese Beziehung zueinander pflegen können.«

Gott wiederholte dieses Versprechen gegenüber Abrahams Sohn Isaak, als er ihm erschien und sagte:

1 Mose 26,24–25

> Ich bin der Gott deines Vaters Abraham. Fürchte dich nicht, denn ich bin mit dir und will dich segnen und deine Nachkommen mehren um meines Knechtes Abraham willen.
> Dann baute [Isaak] dort einen Altar und rief den Namen des HERRN an und schlug dort sein Zelt auf und seine Knechte gruben dort einen Brunnen.

Isaak wollte so nah wie möglich an dem Ort wohnen, an dem Gott ihm erschienen war. Also schlug er an dieser Stelle sein Zelt auf. Eine Generation später baute Isaaks Sohn Jakob dort einen Altar und errichtete ein Mini-Heiligtum an demselben Ort, an dem sein Großvater Abraham Gottes Gegenwart auf Erden erfahren hatte (vgl. 1 Mose 35,3).

Eine weitere Generation später aber fanden sich Jakobs Söhne in Ägypten wieder, weit weg von der Heimat, die Gott Abraham, Isaak und Jakob verheißen hatte. Gott sandte seinem Volk einen Erlöser, der sie aus Ägypten heraus in die verheißene Heimat führte. Am Tag kam Gott in einer Wolkensäule und nachts in einer Feuersäule herab, um sie zu führen und zu beschützen. Wann immer sie sich fragten, ob Gott sich um sie sorgte, konnten sie gen Himmel blicken und seine Gegenwart in der Wolken- und Feuersäule sehen. Gott führte sie trockenen Fußes durchs Rote Meer bis hin zum Berg Sinai und lud Mose ein, ihn auf dem Gipfel des Berges zu besuchen. Dort stellte Gott Mose die Blaupausen eines Hauses, einer Stiftshütte, zur Verfügung, in welche er einzuziehen gedachte, um in ihr inmitten seines Volkes zu wohnen. War er in der Vergangenheit Abraham, Isaak, Jakob und Mose von Zeit zu Zeit erschienen, stand er jetzt kurz davor, in die Nachbarschaft zu ziehen. Er wollte eine dauerhaftere Präsenz unter seinem Volk. Er wollte in der Mitte ihres Lagers und – mehr noch – in der Mitte ihres Lebens sein.

MIT SEINEM VOLK IN DER WÜSTE ZU HAUSE

»Und sie sollen mir ein Heiligtum machen«, gebot Gott Mose, »dass ich unter ihnen wohne. Genau nach dem Plan, den ich dir von der Wohnung und ihrem ganzen Gerät zeige, sollt ihr's machen« (2 Mose 25,8–9). Weil die Israeliten in der Wüste in Zelten lebten, und Jahwe unter seinem Volk wohnen wollte, würde auch er in einem Zelt wohnen.

Dieses Zelt, bzw. diese Stiftshütte, sollte nach einer äußerst detaillierten Vorgabe gebaut werden. Der Autor des Hebräerbriefs erklärt, dass die Stiftshütte und später der Tempel »[Abbilder] des wahren Heiligtums« (Hebr 9,24) und »Schatten von den zukünftigen Gütern« (Hebr 10,1) waren. Dieses Zelt sollte die Wohnung nachbilden, die Gott einst mit seinem Volk in Eden geteilt hatte, und an sie erinnern. Gleichzeitig bot es einen Ausblick auf die künftige Wohnung des neuen Himmels und der neuen Erde und den Weg, auf dem Gott es ermöglichen würde, wieder in seiner Gegenwart leben zu dürfen.

Im detaillierten Design der Stiftshütte sehen wir ein Abbild des Garten Eden und auch das architektonische Modell des Paradieses 2.0. So wie die Originalschöpfung drei Teile hatte – Eden, wo Gottes Gegenwart erfahrbar war, einen erweiterten Garten um Eden herum, der von dessen Flüssen bewässert wurde (vgl. 1 Mose 2,10) und wildes Land, das Adam, Eva und ihren Nachkommen zur Kultivierung gegeben war –, so bestand auch die Stiftshütte aus drei Hauptteilen. Es gab einen Innenraum, das »Allerheiligste« genannt, an dem Gott wohnen sollte. Der Raum davor war das »Heilige«. Dort dienten die Priester. Umgeben wurde die Konstruktion von einem Vorhof, wo gewöhnliche Israeliten sich versammeln konnten, um ihre Opfergaben darzubringen.[79]

Als Wohnzimmer Gottes auf Erden war das Allerheiligste als Außenposten des Himmels konzipiert. Der Psalmist drückt es folgendermaßen aus: »Er baute sein Heiligtum wie Himmelshöhen, wie die Erde, die er gegründet hat für immer« (Ps 78,69). Die verwendeten Farben spiegelten das Blau des Himmels und die Hoheit des großen Königs, der dort wohnte, wider. Das reine Gold in jeder Fuge sollte Gottes Herrlichkeit repräsentieren, die aus jeder Ecke des Himmels strahlt. Das Herzstück des Raumes, die Bundeslade, versinnbildlichte das Herz Gottes selbst. Die Lade bewahrte die Steintafeln, auf denen die Zehn Gebote geschrieben standen – Gebote, die seinen Charakter widerspiegelten. Über der Bundeslade befand sich der Gnadenthron, auch Sühnedeckel genannt. Dieser symbolisierte die Gnade und Sühne, die Gott Sündern anbietet. Einmal im Jahr sollte der

Hohepriester durch den schweren Vorhang hindurchschreiten, der das Allerheiligste vom Heiligen trennte, um den Gnadenthron mit dem Blut eines Tieropfers zu besprengen. So würde Gott das Blut eines Sühneopfers sehen und besänftigt werden (vgl. 2 Mose 25,10–22).

Im Vorzimmer, dem Heiligen, sollten ein Tisch mit Schaubroten, ein Leuchter, der Licht spendete, und ein Altar stehen, auf dem ein Priester jeden Morgen und jeden Abend Weihrauch verbrannte (vgl. 2 Mose 25,23–40; 30,1–10). Im Vorhof vor dem Zelt sollten der Bronzealtar und das Bronzebecken aufgerichtet werden, an welchen die Priester Brandopfer darbringen und zeremonielle Waschungen vollziehen würden (vgl. 2 Mose 27,1; 30,18).

Das für die Dekoration der Stiftshütte verwendete Bedolachharz und die Onyxsteine waren auch im Garten Eden zu finden (vgl. 1 Mose 2,12). Der Leuchter war einem blühenden Baum nachempfunden, ähnlich dem Baum des Lebens im Garten Eden. In den Vorhang war das Abbild zweier Cherubim eingewebt, als würden sie den Thron Gottes bewachen, wie sie den Eingang zum Garten bewacht hatten. Doch am wichtigsten war Gottes Versprechen, seinem Volk wie im Garten Eden zu begegnen: »Und ich will unter den Israeliten wohnen und ihr Gott sein, dass sie erkennen sollen, ich sei der HERR, ihr Gott, der sie aus Ägyptenland führte, damit ich unter ihnen wohne, ich, der HERR, ihr Gott« (2 Mose 29,45–46).

Ein buchstäblich um die Stiftshütte herum aufgebautes Leben würde die Herzen des Volkes hoffentlich immer wieder den Tag erwarten lassen, an dem Gott unter ihnen wohnen würde. Er würde nicht versteckt in einem Zelt sein und auch nicht nur einmal im Jahr dem Hohenpriester begegnen, sondern auf eine viel zugänglichere und innigere Art und Weise unter ihnen leben. Das fortwährende Opfer von Stieren, Böcken und Lämmern würde in seinem Volk hoffentlich die Sehnsucht nach Gottes ein für alle Mal gültigem Opfer wecken – einem Opfer, das so wertvoll, vollkommen und umfassend annehmbar sein würde, dass die Tieropfer ein Ende haben konnten. Der begrenzte Zugang zu seiner Gegenwart in der Stiftshütte würde das Volk hoffentlich den Tag herbeisehnen lassen, an dem es ihm gestattet würde, freimütig zum Gnadenthron zu treten, um Barmherzigkeit zu empfangen, Gnade zu finden und so Hilfe zu erfahren zur rechten Zeit (vgl. Hebr 4,16).

Als der Bau der Stiftshütte nach Gottes Bauplan vollendet war, »bedeckte die Wolke die Stiftshütte, und die Herrlichkeit des HERRN erfüllte die Wohnung« (2 Mose 40,34). Die Gegenwart Gottes wurde für sie in der feurigen Wolkensäule sichtbar, die über die Stiftshütte kam. Doch Gottes Volk musste Abstand halten. Sie waren auf den Vorhof beschränkt und von der Stiftshütte an sich ausgeschlossen, welche nur von den Priestern betreten werden durfte. Gott war unter seinem Volk gegenwärtig und doch für normale Gläubige nicht nahbar.

In den vierzig Jahren, in denen die Israeliten die Wüste ihr Zuhause nennen mussten, blieb Gott in der Stiftshütte bei seinem Volk. Als der Tag kam, an dem sie zum Umzug in ihre dauerhafte Bleibe in Kanaan bereit waren, gebot Mose ihnen, auf den Ort zu achten, wo Gott seine beständige Wohnstätte unter ihnen aufschlagen würde. Mose sagte zu ihnen: »[D]ie Stätte, die der HERR, euer Gott, erwählen wird aus allen euren Stämmen, dass er seinen Namen daselbst wohnen lässt, sollt ihr aufsuchen und dahin sollst du kommen« (5 Mose 12,5).

MIT SEINEM VOLK IM TEMPEL ZU HAUSE

Es dauerte fünfhundert Jahre, bis König David diese Stätte endlich zu Gesicht bekam. Der Herr gebot ihm, einen Altar auf der Tenne Araunas, des Jebusiters, zu errichten. Als er dort Brand- und

Friedensopfer darbot, antwortete ihm der Herr mit Feuer vom Himmel (vgl. 1 Chr 21). Seit er ein Junge gewesen war, der die Schafe seines Vaters hütete, hatte David Gottes Gegenwart erfahren, doch nie auf diese Weise – nicht als sichtbares Feuer. Dieses Erleben der Gegenwart Gottes überzeugte ihn, dass dies der Platz für den Bau von Gottes Haus war (vgl. 1 Chr 22,1).

David hatte sich selbst einen wunderschönen Palast in Jerusalem gebaut und es ergab für ihn keinen Sinn, dass der große König, unter dem er nur als Vize-Regent diente, in einem Zelt leben sollte – in der 500 Jahre zuvor erbauten Stiftshütte. Also beschloss David, Gott ein Haus zu bauen. Seine Absichten waren sicherlich gut, er griff Gott damit aber zuvor. Durch den Propheten Nathan sprach Gott zu David:

1 Chr 17,5–6 Denn ich habe in keinem Hause gewohnt von dem Tage an, als ich Israel herausführte, bis auf diesen Tag, sondern ich bin umhergezogen von Zelt zu Zelt und von Wohnung zu Wohnung. Habe ich jemals, solange ich mit ganz Israel umherzog, zu einem der Richter in Israel, denen ich gebot, zu weiden mein Volk, ein Wort gesagt und gesprochen: Warum baut ihr mir nicht ein Zedernhaus?

Solange das Volk umherzog – zuerst für viele Jahre in der Wildnis und dann bei der fortdauernden Landnahme in Israel – beabsichtigte Gott, mit ihnen umherzuziehen. Bevor nicht alle ihre Feinde besiegt und seine Kinder sesshaft und sicher waren, würde Gott nicht aus dem Reisezelt in eine dauerhafte Bleibe ziehen. David sollte weiterhin die Feinde Israels unterwerfen, seinem Sohn Salomo würde der Bau des Tempels obliegen.

David fing jedoch damit an, alle benötigten Baumaterialien für den Tempel zu sammeln. Er organisierte die Leviten, die Priester, die Musiker, die Torwächter, die Schatzmeister und weitere Amtsträger. (Wenn man bedenkt, wie viele Kapitel in der Bibel dem Bau der Stiftshütte und des Tempels gewidmet sind, bekommt man dann nicht den Eindruck, dass Gott der Ort wirklich wichtig ist, an dem er unter seinem Volk wohnt?) »Und David gab seinem Sohn Salomo einen Plan für die Vorhalle des Tempels und für seinen Bau, seine Gemächer und Obergemächer und inneren Kammern und für den Raum des Gnadenstuhls; und einen Plan für alles, was er im Sinn hatte: für die Vorhöfe am Hause des HERRN« (1 Chr 28,11–12). »Das alles«, so David, »steht in einer Schrift, gegeben von der Hand des HERRN, der mich unterwies über alle Werke des Plans« (1 Chr 28,19). Genau wie Mose von Gott die Pläne und Vorgaben für die Stiftshütte erhalten hatte, so bekam auch David den Plan für den Tempel, dessen Räume, Form und Ausstattung der Stiftshütte glichen, von Gott.

In 2. Chronik 3,1 lesen wir: »Und Salomo fing an, das Haus des HERRN zu bauen in Jerusalem auf dem Berge Morija, wo der HERR seinem Vater David erschienen war, an der Stätte, die David auf der Tenne Araunas, des Jebusiters, zubereitet hatte.« Die von David für den Bau des Tempels erworbene Tenne lag auf dem Berg Moriah, auf dem Gott Abraham begegnet war und einen Widder zur Verfügung gestellt hatte, um ihn anstelle von Abrahams Sohn zu opfern. Es war der Ort, an dem Gott im Feuer herabgekommen war, um Davids Opfer anzunehmen. Nach seiner Fertigstellung wurde der Tempel zu dem Ort, an dem Gott herabkam, um die Opfer seines Volkes fortwährend und auf eine weitaus größere Art und Weise anzunehmen. In der Geschichte des Hausbaus hatte es kein vergleichbares Bauprojekt gegeben. Alle Steine sollten im Steinbruch behauen werden, »sodass weder Hammer noch Beil noch irgendein eisernes Werkzeug beim Bau des Hauses zu hören war« (1 Kön 6,7). Innerhalb von sieben Jahren wurde dieses heilige Haus in heiliger Stille erbaut.

Wenn die Israeliten den Tempel betraten, dann war es, als würden sie in die Schönheit des Zuhauses zurückversetzt werden, das Gott lange zuvor gebaut hatte – zurück in den ursprünglichen Außenposten des Himmels, den Garten Eden. Ranken und geöffnete Blüten waren in die Wände des Jerusalemer Tempels eingeschnitzt, sein Gitterwerk mit Granatäpfeln verziert. Zwei hölzerne Cherubim mit ausgebreiteten Flügeln schienen das Allerheiligste zu bewachen. Ein Becken war einer Lilie, die Kerzenständer Bäumen mit Ästen nachempfunden. In den Vorhang waren blaue, purpurne und goldene Stoffe eingewebt. Alles war mit leuchtendem Gold überzogen. Aber es sollte auch auf etwas hindeuten, das Gott in der Zukunft tun würde, um sein Volk wieder bei sich wohnen zu lassen, auf einen Tag, an dem der Himmel auf die Erde kommen und die Erde zum Himmel werden würde.[80]

Als das Werk vollendet war, sammelte sich das Volk zur Einweihung, und die Bundeslade wurde ins innerste Heiligtum des Tempels gebracht. »Als aber die Priester aus dem Heiligtum gingen, erfüllte die Wolke das Haus des HERRN, sodass die Priester nicht zum Dienst hinzutreten konnten wegen der Wolke; denn die Herrlichkeit des HERRN erfüllte das Haus des HERRN« (1 Kön 8,10–11). Salomo sagte zu Gott: »So habe ich nun ein erhabenes Haus gebaut dir zur Wohnung, eine Stätte, dass du ewiglich da wohnest« (V. 13). Salomo sehnte sich danach, dass der Tempel ein Platz der Gegenwart Gottes auf Erden werden würde. »Der HERR, unser Gott, sei mit uns, wie er mit unsern Vätern gewesen ist« (1 Kön 8,57), betete er.

Und Gott erhörte dieses Gebet. Gott war im Allerheiligsten des Tempels mitten unter seinem Volk, doch mit der Zeit erachtete sein Volk seine Gegenwart für selbstverständlich. Das Reich wurde geteilt und das Nordreich errichtete seinen eigenen »Tempel«

in Samaria. Die Könige Judas waren in ihrer Ehrfurcht dem Tempel gegenüber äußerst unbeständig. Die Dinge verschlechterten sich ungemein, als der König Manasse heidnischen Göttern Altäre erbaute – und das nicht nur auf den umliegenden Hügeln, sondern auch im Tempel selbst (vgl. 2 Kön 21,4–6)! Wenn wir bedenken, wie sehr Gott darauf bedacht war, die Heiligkeit und Reinheit seiner Wohnung zu gewährleisten, sollte uns davon ein wenig schlecht werden. Wenn wir glauben, es ginge nicht schlimmer, lesen wir davon, wie der babylonische König Nebukadnezar im Jahr 597 v. Chr. Jerusalem eroberte: »Und der König von Babel ... nahm von dort weg alle Schätze im Hause des HERRN und im Hause des Königs und zerschlug alle goldenen Gefäße, die Salomo, der König von Israel, gemacht hatte im Tempel des HERRN« (2 Kön 24,12–13). All die wunderschönen Gegenstände aus dem Haus des einzig wahren Gottes wurden zerschlagen und weggekarrt, um in den Tempel der falschen Götter Nebukadnezars gebracht zu werden (vgl. Esra 1,7).

Der Prophet Hesekiel war bereits ein Exilant in Babylon, als ihn die Nachricht von der Zerstörung des Tempels erreichte. Weil er ein Mann war, der Gottes Haus liebte und dort sein Leben als Priester zubringen wollte, ließ ihn diese Nachricht am Boden zerstört zurück. In einer Vision sah er: »Und die Herrlichkeit des Herrn erhob sich von dem Cherub zur Schwelle des Hauses, und das Haus wurde erfüllt mit der Wolke und der Vorhof mit dem Glanz der Herrlichkeit des Herrn« (Hes 10,4). Wenn wir uns von unserem Wohnzimmer zur Schwelle unseres Hauses bewegen, was tun wir dann? Wir gehen fort. Hesekiel sah die Herrlichkeit des Herrn sich zur Tür bewegen, um den Tempel, den er liebte, zu verlassen.[81] Doch dann erblickte er, wie sich die Herrlichkeit Gottes gen Osten aufmachte – in Richtung der Exilanten in Babylon. Der Gott, der es liebt, bei seinem Volk zu wohnen, zog mit der Verheißung »Ich will ihnen ein Heiligtum sein« (vgl. Hes 11,16) in Richtung seines Volkes. Gottes wahres Heiligtum, der Ort an dem Gottes Volk – dich und mich miteingeschlossen – sein Zuhause findet, ist nicht dort, wo das Gemäuer steht, sondern dort, wo Gott selbst ist. Das meinte Mose, als er in Psalm 90 verkündete: »Herr, du bist unsere Wohnung gewesen von Generation zu Generation« (Ps 90,1 ELB). Durch die Geschichte der Bibel beginnen wir zu verstehen, dass unser Verlangen nach einem Zuhause kein Verlangen nach einem Ort, sondern nach einer Person ist.

Später erhielt Hesekiel die Vision eines zukünftigen Tempels. Die Ausmaße dieses Tempels wurden Hesekiel nicht in Ellen, sondern in Ruten – also in der größeren Maßeinheit – gegeben (vgl. Hes 42,15–20 SLT). Das ist interessant. Dieser Tempel wird eindeutig größer sein als der frühere in Jerusalem. In seiner Vision sah er die fassbare, sichtbare Herrlichkeit Gottes von Osten kommen, aus der Richtung der Weggeführten in Babylon, um den neuen Tempel zu bewohnen. Der Altar, die Priester, die Feste und Feiertage, wie auch die Opfer und Gaben in seiner Vision ähneln denen des alten Tempels, und doch gibt es gravierende Unterschiede, die uns zu dem Schluss bringen, dass Hesekiel keinen architektonischen Tempel im historischen Jerusalem, sondern einen geistlichen Tempel im neuen Jerusalem erblickte.

Hesekiel beschreibt Wasser, das aus dem Tempel fließt. Überall dort, wo das Wasser hinfließt, sprießt Leben hervor. Hesekiel sieht, wie die Welt sich verändert, als der Segen des Herrn sich aus dem neuen Tempel heraus über die Enden der Erde ergießt. An den Ufern des Flusses wachsen Bäume. Hesekiel schreibt:

Hes 47,12

> Und an dem Strom werden an seinem Ufer auf beiden Seiten allerlei fruchtbare Bäume wachsen; und ihre Blätter werden nicht verwelken und mit ihren Früchten hat es kein Ende. Sie werden alle Monate neue Früchte bringen; denn ihr Wasser fließt aus dem Hei-

ligtum. Ihre Früchte werden zur Speise dienen und ihre Blätter zur Arznei.

Wir sehen beim Lesen etwas Vertrautes: den besseren Garten Eden. Hesekiel scheint das lebendige Wasser des Evangeliums zu beschreiben, das aus Jerusalem heraus zu jeder Nation fließt. Es wirkt wie die neue Gartenstadt, von der wir in Offenbarung 21 und 22 lesen. Wir begreifen, dass der Tempel aus Hesekiels Vision nichts anderes als der neue Himmel und die neue Erde ist.

Als Gottes Volk unter der Führung Esras und Nehemias nach Jerusalem zurückkehren durfte, begannen die Israeliten damit, den Tempel wiederaufzubauen, ließen sich aber bald ablenken. Gott sprach zu ihnen durch den Propheten Haggai und ermutigte sie, die Arbeit fortzusetzen. Durch Haggai versprach Gott:

Hag 2,7–9

Dann will ich alle Völker erschüttern, dass aller Völker Kostbarkeiten kommen, und ich will dies Haus mit Herrlichkeit füllen ... Es soll die Herrlichkeit dieses neuen Hauses größer werden, als die des ersten gewesen ist, spricht der HERR Zebaoth; und ich will Frieden geben an dieser Stätte, spricht der HERR Zebaoth.

Später sprach Gott durch den Propheten Maleachi und versprach: »Siehe, ich will meinen Engel senden, der vor mir her den Weg bereiten soll. Und bald wird kommen zu seinem Tempel der Herr, den ihr sucht; und der Engel des Bundes, den ihr begehrt, siehe, er kommt!, spricht der HERR Zebaoth« (Mal 3,1). Und doch gab es keinerlei Indizien dafür, dass der Herr in den wiederaufgebauten Tempel zurückkehren würde. Es gab keine Wolke, kein Feuer, keine Erscheinung der Gegenwart Gottes. Etwa zweihundert Jahre später beschloss einer der Nachfolger von Alexander dem Großen, den althergebrachten Gottesdienst der Juden abzuschaffen. Für drei Jahre wurde der Tempel der Anbetung einer griechischen Gottheit überlassen. Die Juden nannten diese Zeit das »Gräuel der Verwüstung«. Im Jahr 19 v. Chr. machte sich schließlich Herodes, ein Marionettenherrscher Roms, daran, den verfallenen Tempel erneut aufzubauen.

MIT SEINEM VOLK IN JERUSALEM ZU HAUSE

Es war der Tempel des Herodes, in den Maria und Josef ihren acht Tage alten Sohn brachten. Der Herr, den Gottes Volk so lange gesucht hatte, kam plötzlich in seinen Tempel. Simeon, ein Mann, der sein Leben damit zugebracht hatte, auf die Ankunft des Herrn in seinem Tempel zu warten, sah das Baby und erkannte ihn an diesem Tag (vgl. Lk 2,25–33). Zwölf Jahre später reiste Jesus mit seinen Eltern nach Jerusalem und blieb im Tempel zurück. Seine panischen Eltern fanden ihn unter den Lehrern sitzend, wie er zuhörte und Fragen stellte. Er schien dort völlig zu Hause zu sein und fragte seine Eltern: »Warum habt ihr mich gesucht? Wusstet ihr nicht, dass ich sein muss in dem, was meines Vaters ist?« (Lk 2,49).

Immanuel, Gott mit uns, war gekommen, um unter seinem Volk zu wohnen. In Johannes lesen wir: »Und das Wort ward Fleisch und wohnte unter uns, und wir sahen seine Herrlichkeit« (Joh 1,14). Erneut war die Herrlichkeit Gottes herabgekommen, um unter seinem Volk zu wohnen (oder wie das Griechische es ausdrückt, um »sein Zelt aufzuschlagen«). Dieses Mal kam er nicht in Rauch und Feuer, sondern in Fleisch und Blut.

Jesus lehrte im Tempel, er heilte im Tempel und vertrieb die Geldwechsler aus dem Tempel. Als die Juden ihn nach seiner Befugnis dafür fragten, antwortete er: »Brecht diesen Tempel ab und in drei Tagen will ich ihn aufrichten« (Joh 1,14). Alle Umstehenden verwirrte diese Aussage, hatten zehntausend Arbeiter doch sechsundvierzig Jahre für den Wiederaufbau gebraucht. Johannes aber erklärt, was Jesus meinte:

Joh 2,21-2 Er aber redete von dem Tempel seines Leibes. Als er nun auferstanden war von den Toten, dachten seine Jünger daran, dass er dies gesagt hatte, und glaubten der Schrift und dem Wort, das Jesus gesagt hatte.

Erst nach Jesu Auferstehung verstanden sie, dass das Gebäude, das sie als ihre Heimat gesucht hatten, nur ein Schatten ihres wahren Zuhauses, des wahren Tempels, der Person Jesu Christi, gewesen war.

Doch nicht jeder sah dies so deutlich. Anstatt die Ankunft der Herrlichkeit Gottes in der Person Jesu zu feiern, verschworen sich die Herrscher des Tempels, den Herrn der Herrlichkeit zu kreuzigen (vgl. 1 Kor 2,8). Doch die Kreuzigung war nicht nur das bloße Resultat eines menschlichen Komplotts gegen ihn, vielmehr war sie das Resultat eines ewigen göttlichen Bundes der Erlösung zwischen Vater und Sohn. Es war am Kreuz, als Jesus vom Eifer um das Haus seines Vaters – um den Plan seines Vaters, ein Zuhause mit erlösten Sündern wie dir und mir zu beziehen – verzehrt, vertilgt und vernichtet wurde. Am Kreuz wurde der wahre Tempel zerstört, als der große Hohepriester das vollkommene Opfer darbot. Und nach nur drei Tagen wurde der wahre Tempel wieder auferbaut, um nimmermehr zerstört zu werden.

Nachdem das Opfer dargebracht worden war, zerriss im Tempel der Vorhang zwischen dem Heiligen und dem Allerheiligsten von oben nach unten. Ein dramatischer Einriss der Trennwand zwischen Gott und seinem Volk. Die Eröffnung einer neuen Art und Weise für Gott unter – ja, sogar in – seinem Volk zu wohnen.[82]

Für eine lange Zeit war Gott im Allerheiligsten des Tempels nicht gegenwärtig gewesen. Nun wurde mit dem Riss des Vorhangs deutlich, dass diese Ära und Erwartung ein für alle Mal Geschichte waren. Sobald der Tod Christi die Sünde völlig und endgültig gesühnt hatte, öffnete Gott die Tür weit, um nicht nur den Hohenpriester, die Priesterschaft oder gebürtige Juden willkommen zu heißen, sondern auch Menschen aus allen Völkern, Sprachen und Nationen, die durch Christi Blut geheiligt in der Gegenwart Gottes leben wollen.

IN SEINEM VOLK AUF ERDEN ZU HAUSE

Vor seinem Tod hatte es die Jünger aufgewühlt, als Jesus begann, über sein Abscheiden zu sprechen. Doch Jesus versicherte ihnen, dass es besser für sie war, wenn er ging, denn dann würde Gottes Gegenwart nicht nur unter, sondern in ihnen wohnen. Stellen wir es uns einmal vor – die Jünger hatten ihr ganzes Leben auf den Tempel ausgerichtet zugebracht und bekamen plötzlich gesagt, dass sie nicht länger auf das erneute Herabkommen der sichtbaren Gegenwart Gottes auf den Tempel in Jerusalem warten mussten. Stattdessen würde Gott auf jeden von ihnen als Einzelperson und auch als Gemeinschaft herabkommen und ihr ganzes Leben lang dortbleiben.

Genau das passierte an Pfingsten. Etwa 120 von denen, die ihren Glauben auf Christus gesetzt hatten, waren versammelt, als sie plötzlich den Klang eines brausenden Windes vernahmen. Tatsächlich atmete Gott auf sie herab. Dann sahen sie Feuer, welches sie als Symbol der Gegenwart Gottes erkannten. Doch dieses Feuer ruhte nicht auf einem Busch, einem Berg oder einem Zelt wie in den Tagen Moses oder auf dem Tempel wie in den Tagen Salomos. Dieses Feuer ruhte auf Menschen. Gott veranschaulichte bildlich die Realität des Herabkommens seiner Gegenwart, um in ihnen Wohnung zu beziehen. Es dämmerte ihnen allmählich, dass sie selbst zu wandelnden, lebendigen Tempeln geworden waren, in denen Gott durch seinen Geist wohnte.

Wenn du durch Glauben mit Christus verbunden bist, bist auch du ein solcher Tempel, den Gott durch seinen Geist bewohnt. Petrus schreibt, dass wir als lebendige Steine zu einem geistlichen Haus erbaut werden (vgl. 1 Petr 2,5). Und Paulus schreibt, dass wir zu »einer Wohnung Gottes im Geist« erbaut werden (vgl. Eph 2,19–22). Gott verwirklicht tatsächlich seinen Plan, bei seinem Volk zu wohnen.

Lebendiges Wasser strömt aus dem Tempel, wenn das Evangelium verkündet und angenommen wird und Leben geheilt und wiederhergestellt werden, genauso wie Hesekiel es in seiner Vision vom neuen Tempel sah. Auch jetzt baut Gott seinen neuen Tempel, die Gemeinde, nicht mit Sandsteinquadern aus nah-östlichen Steinbrüchen, sondern mit lebendigen Steinen, den Leben gewöhnlicher Gläubiger wie dir und mir.

Sogar jetzt, wo Gott durch seinen Geist in uns wohnt, sehnen wir uns nach dem Tag, an dem wir ihn von Angesicht zu Angesicht sehen werden: »Jetzt erkenne ich stückweise; dann aber werde ich erkennen, gleichwie ich erkannt bin« (1 Kor 13,12). Manchmal überkommen uns die Einsamkeit und die Erschwernisse dieser Welt und wir wünschen uns, einfach nur heimzugehen. Wir würden den Leib lieber verlassen und beim Herrn zu Hause sein (vgl. 2 Kor 5,8). Wir suchen ein Vaterland (vgl. Hebr 11,14). Wir haben das Versprechen gehört: »Ich gehe hin, euch die Stätte zu bereiten. Und wenn ich hingehe, euch die Stätte zu bereiten, will ich wiederkommen und euch zu mir nehmen, auf dass auch ihr seid, wo ich bin« (Joh 14,2–3). Wir sind bereit zum Gehen.

Und doch müssen wir zugeben, dass es Zeiten gibt, zu denen unsere Herzen nicht auf dieses Zuhause gerichtet sind. Manchmal sind wir so an diese Welt gebunden, so gefesselt von ihr, so von ihr eingenommen, dass wir die Verheißung, mit Gott zu Hause zu sein, nur mit einem Gähnen quittieren.

Die Gute Nachricht des Evangeliums ist, dass Jesus den wahren Eifer für Gottes Haus zeigte, der uns oft fehlt. Sein Eifer ist unserem geistlichen Konto gutgeschrieben worden. Am Kreuz nahm Jesus die Strafe auf sich, die wir für unseren egoistischen Fokus auf unsere Eigenheime und ihre großzügige Verschönerung verdienen, während unsere Hingabe an seines Vaters Haus oft schal bleibt. Die Gute Nachricht des Evangeliums ist, dass Gott seiner Absicht treu bleibt, bei uns – seinem Volk – zu wohnen, wenngleich unser Wunsch, bei ihm zu sein, oft schwankt oder verblasst.

Der Tag kommt, an dem wir eine laute Stimme vom Thron her hören werden, die spricht: »Siehe da, die Hütte Gottes bei den Menschen! Und er wird bei ihnen wohnen, und sie werden seine Völker sein, und er selbst, Gott mit ihnen, wird ihr Gott sein« (Offb 21,3). Endlich werden wir zu Hause sein, zusammen sein. Kein Abstand mehr zu Gott, keine Entfremdung mehr von ihm wegen unserer Sünde. Wir werden Gottes Nähe spüren und erkennen wie nie zuvor. Aus dieser Wohnung werden wir keinesfalls hinausgeworfen werden. Wir werden mit dem Einen zusammenleben, der uns völlig kennt und innig liebt. Sein Verlangen, bei uns zu wohnen, wird erfüllt und all unser Mangel an Verlangen, bei ihm zu wohnen, wird ausgefüllt sein. Unsere Herzen werden zu seinem aufschließen, und wir werden in seiner Gegenwart vollkommen zu Hause sein.

Bis dahin wollen wir nicht müde werden, unsere Herzen mit den gottgegebenen Worten der Psalmen auf diese Heimat hin auszurichten. Wann immer wir versucht sind zu glauben, die Freuden dieser Welt könnten uns erfüllen, wollen wir sagen:

Ps 16,11 Du tust mir kund den Weg zum Leben:
Vor dir ist Freude die Fülle
und Wonne zu deiner Rechten ewiglich.

Wenn Schuld über unsere Sünde so schwer auf uns lastet, dass wir uns die Frage stellen, ob in Gottes Haus überhaupt ein Zimmer für uns frei ist, wollen wir sagen:

Ps 23,6 Gutes und Barmherzigkeit werden mir folgen
mein Leben lang, und ich werde bleiben im
Hause des Herrn immerdar.

Verlangt es uns nach Dingen, die uns nur leer zurücklassen, wollen wir unsere Wünsche zügeln und sagen:

Ps 27,4 Eines bitte ich vom HERRN, das hätte ich gerne:
dass ich im Hause des HERRN bleiben könne
mein Leben lang, zu schauen die schönen Gottesdienste
des HERRN und seinen Tempel zu betrachten.

Wenn unser Herz den Dingen Gottes und unserer ewigen Heimat gegenüber verstockt, wollen wir das Feuer der Sehnsucht in unseren Herzen mit den Worten anfachen:

Ps 84,2–3 Wie lieblich sind deine Wohnungen,
HERR Zebaoth!
Meine Seele verlangt und sehnt sich
nach den Vorhöfen des HERRN;
mein Leib und Seele freuen sich
in dem lebendigen Gott.

Und wir werden weiterhin von dem Zuhause singen, das wir mit unserem Gott teilen werden:

Du halfst uns Herr, in früher Zeit,
wir hoffen auf dich jetzt.
Du zeigest uns durch Drang und Sturm
Des Himmels Heim zuletzt!

Im Schatten deines hohen Throns,
da leben sicher wir.
Die Kraft ist dort, Herr, wo du wohnst,
bewahrt sind wir in dir!

Eh noch der Welten Form entstand,
warst du, Herr, schon bereit.
Dein Wort besiegt der Zeiten Sand,
du bleibst in Ewigkeit.[83]

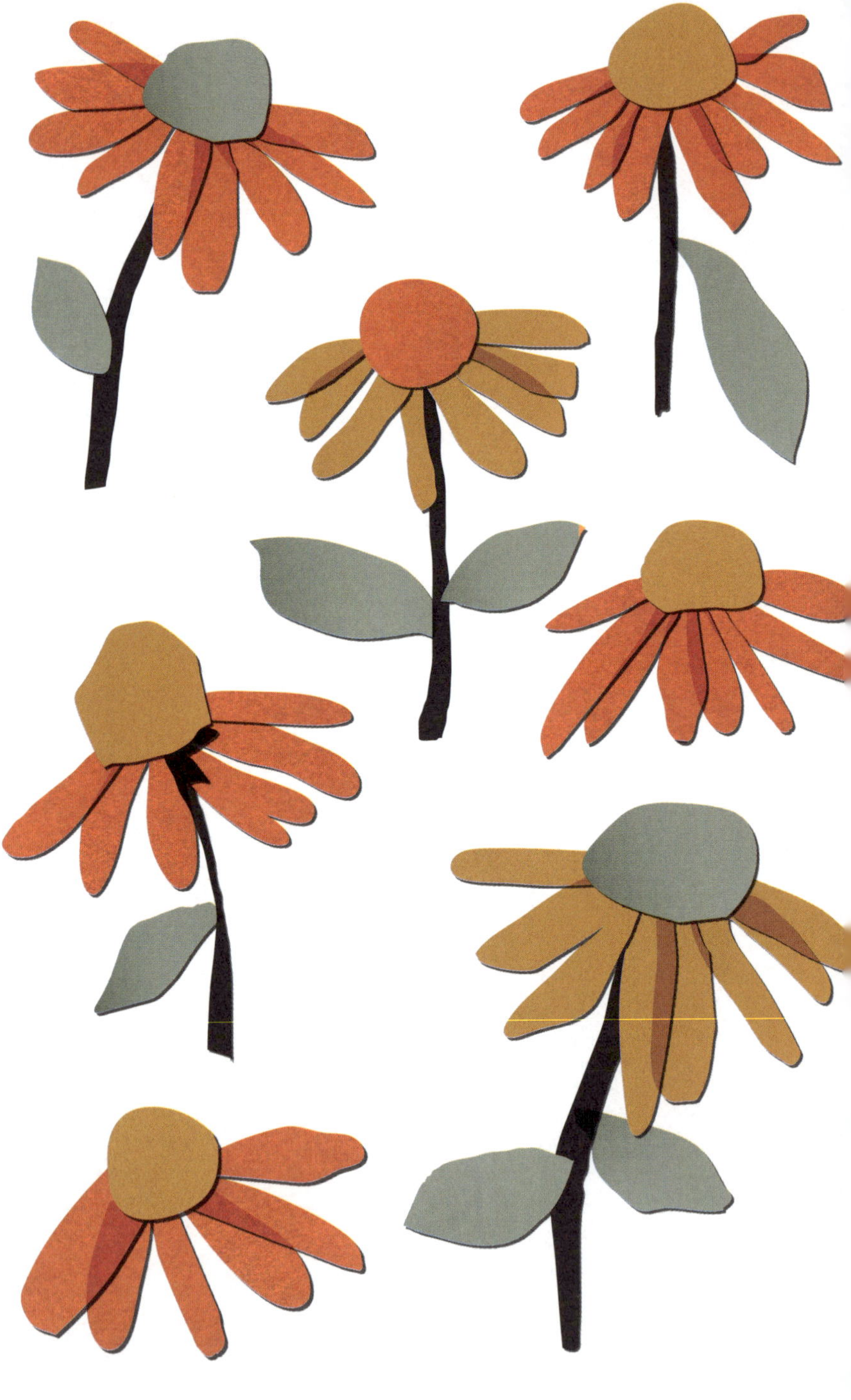

Die Stadt

Kürzlich veröffentlichte die Londoner Zeitung The Telegraph ihre alljährliche Liste der lebenswertesten Städte und der Gründe, die für ihre Lebensqualität sprechen.[84] Hier sind einige der Städte, die es auf die Liste geschafft haben:

- Stockholm, Schweden, die gemäß der Umweltverschmutzungsstatistik der Weltgesundheitsorganisation sauberste Hauptstadt.
- Melbourne, Australien, eine launische, komplexe, tiefsinnige und von Kunst, Essen und Kaffee besessene Metropole.
- Berlin, Deutschland, wo Partys Tage anstatt Stunden dauern können.
- Amsterdam, Niederlande, wo schillernde Vergangenheit auf raue, urbane Grenzerfahrung trifft.
- Vancouver, Britisch-Kolumbien, wo jeder

glücklich ist. Keine Schneestürme wie in Ontario, kein Smog wie in Los Angeles, kein Chaos wie in Hongkong. Nur Berge, weite Himmel und breite Straßen.
- Zürich, Schweiz, wo die Straßen sauber und die Bahnen pünktlich sind.

Platz 1 auf der Liste der lebenswertesten Orte der Welt geht an die österreichische Hauptstadt Wien. Die Autoren nennen sie eine Stadt, die vom ersten Moment an verzaubert und verführt. Doch auch wer länger bleibt, wird eine nimmer endende Fülle an Dingen zu erleben und zu sehen entdecken.

Ich bin mir sicher, dass alle diese Städte wundervoll sind. Gern würde ich jede einzelne von ihnen besuchen. Beim Durchforsten des Internets bin ich aber auf ein paar interessante Informationen über diese Städte gestoßen, die der Artikel nicht erwähnt.

Ja, Stockholm ist eine saubere Stadt, doch die Zahl schwedischer Frauen, die im letzten Jahr in irgendeiner Art Opfer eines sexuellen Übergriffes wurden, steigt. Ja, Melbourne mag eine tiefsinnige Metropole sein, doch die Angst vor Terrorangriffen, insbesondere Amokfahrten, hat dazu geführt, dass kürzlich Betonpfeiler an den neun größten öffentlichen Plätzen installiert wurden. Ja, Berliner Partys mögen Tage dauern, doch der Zustrom von vierhundert Flüchtlingen pro Tag hat Berlin an den Rand einer humanitären Krise gebracht. Ja, Amsterdam mag eine Grenzerfahrung sein, doch diese manifestiert sich oft in Touristen, die im Drogenrausch an Schaufenstern vorüberwanken, in denen Sexarbeiterinnen ihre Körper feilbieten. Ja, es gibt eine Menge glücklicher Menschen in Vancouver, aber auch einen Mangel an bezahlbarem Wohnraum und eine Ermittlung wegen politischer Korruption. Ja, die Straßen Zürichs sind sauber, doch der Verteidigungsminister gab kürzlich bekannt, dass nicht infrage steht, ob es zu einem Terroranschlag in der Schweiz kommt, sondern wann. Und selbst das verführerische und bezaubernde Wien hat ein Problem mit zu vielen Tauben und Taschendieben.

So schön und einladend, so kulturreich und wirtschaftlich lebendig die größten Städte der Welt sein mögen, sie alle haben eine hässliche Schattenseite. Jede Frau, die bereit ist, ihre Augen nicht vor den Teilen einer Stadt zu verschließen, die sie besser meiden sollte, wird dort minderwertige Wohnungen, ungerechte Arbeitspraktiken, Arbeitslosigkeit und rassistische Vorurteile vorfinden. Jeder, der bereits einmal einer Mutter in die Augen geschaut hat, deren Sohn durch Bandengewalt ums Leben gekommen ist, im Gericht mit einem Vergewaltigungsopfer gesessen hat, eine Klasse unterrichtet hat, deren Schüler oftmals hungrig zum Unterricht kommen oder einmal eine Unterhaltung mit einem obdachlosen Veteranen in der Bahnhofsmission geführt hat, muss nicht erst davon überzeugt werden, dass keine Stadt den Versprechen ihres Touristikbüros gerecht wird.

Obwohl, vielleicht stimmt das nicht ganz. Eine Stadt gibt es, die sicherlich allen Superlativen ihrer Beschreibung gerecht wird. Eine Stadt, die nicht enttäuscht, eine Stadt, in der es vollkommene Gerechtigkeit, üppigen Wohlstand und völlige Sicherheit gibt. Die Geschichte der Bibel ist die Geschichte dieser Stadt. Eigentlich ist die Bibel sogar die Geschichte zweier Städte – der Stadt des Menschen und der Stadt Gottes. Und am wichtigsten ist, in welcher der beiden Städte du zu Hause bist.

Wir wissen nicht, wo Eden lag. Wir bekommen den Eindruck, dass der Garten auf einem Berg gelegen haben muss, denn Flüsse flossen aus ihm heraus und der Prophet Hesekiel beschreibt ihn als den »Berg Gottes« (Hes 28,14.16). Deutlich geht aus der Erzählung vom Garten Eden jedoch hervor, dass die Stadt des Menschen – oder besser gesagt, ihr Geist – in den Garten Gottes eindrang. Die Stadt des Menschen ist eine Stadt der Gier – und Adam und Eva gierte es nach mehr. Die Stadt des Menschen wird von einer Ablehnung des Wortes Gottes und einer Abschottung gegenüber seiner Gegenwart gekennzeichnet – und Adam und Eva widersetzten sich seinem Wort und lernten, seine Gegenwart zu fürchten. Die Stadt des Menschen hat ein Bündnis mit dem Gott dieser Welt geschlossen – genau wie Adam und Eva im Garten. Die Stadt des Menschen macht das falsche Versprechen, dass Männer und Frauen wie Götter werden können – dasselbe falsche Versprechen, das auch die Schlange Eva machte.

Wenn wir die Seiten von 1. Mose 3 umblättern, wo Adam und Eva aus dem Garten verbannt wurden, dann lesen wir in Kapitel 4 die Geschichte von Kain, der seinen Bruder Abel ermordete und daraufhin »unstet und flüchtig« wurde (1 Mose 4,12). Kain erfuhr die Verletzlichkeit der Einsamkeit und war sicher, dass – wer auch immer ihn fand – ihn töten würde. In einem Akt der Gnade versah Gott Kain mit einem Mal, »dass ihn niemand erschlüge, der ihn fände« (V. 15). Gott gewährte Kain aus Gnade Sicherheit durch das Mal, was auch immer es war. Doch Kain glaubte nicht, dass dieses Mal ihn schützen könne. Er wollte nichts mit dem Gott zu tun haben, der ihm dieses Mal gegeben hatte, also ging er »hinweg von dem Angesicht des HERRN und wohnte im Lande Nod, jenseits von Eden, gegen Osten. Und er baute eine Stadt, die nannte er nach seines Sohnes Namen Henoch« (V. 16–17).

Weil er nicht auf die Sicherheit vertraute, die Gott ihm gewährte, schuf er seine eigene Sicherheit in Form einer Stadt. Diese nannte er Henoch, was »Einweihung« oder »Widmung« bedeutet. Kain widmete eine Stadt seinen Vorlieben, darunter die Vorliebe, Gott draußen zu halten. In dieser Stadt bestand kein Interesse daran, Gottes Geboten zu gehorchen – inklusive des Gebots, sich als Mann nur eine Frau fürs ganze Leben zu nehmen. Daher sollte es uns nicht allzu sehr überraschen, dass sich einer der Nachkommen Kains zwei Frauen nahm (vgl. V. 19). Künste, Kultur und Technologie wurden in dieser Stadt entwickelt, doch auch etwas Verdorbenes gärte dort. Mose berichtet von einem Einwohner der Stadt, Lamech genannt, der zu seinen Frauen spricht: »Einen Mann erschlug ich für meine Wunde« (V. 23). Komm diesem Kerl blöd und er bringt dich um. Offensichtlich konnte keine dauerhafte Sicherheit in dieser Stadt der zunehmenden Gewalt gefunden werden.

In 1. Mose 4 nimmt die geistliche Stadt des Menschen die Form einer leibhaftigen Stadt an. Doch bevor das Kapitel endet, werden wir auch Zeugen der Gründung der geistlichen Stadt Gottes. Die Stadt Gottes begann nicht als leibhaftige, sondern als geistliche Stadt, und ist es auch weiterhin. Wir lesen davon, dass Adam und Eva ein Sohn namens Set geboren wurde und Menschen damals anfingen, »den Namen des HERRN anzurufen« (1 Mose 4,26). Da ist sie, die geistliche Stadt Gottes – eine Stadt, die darauf gegründet ist, Gott anzurufen, statt ihn außen vor zu lassen. Eine Stadt, die in Demut statt Hochmut, in Abhängigkeit statt Unabhängigkeit Gott gegenüber erbaut wird. Die Einwohner dieser Stadt erkennen, dass die Sicherheit und Bedeutung, derer sie bedürfen, nur von Gott her kommen können.

Einige Kapitel später lesen wir in 1. Mose:

1 Mose 11,2–4 Als sie nun von Osten aufbrachen, fanden sie eine Ebene im Land Schinar und wohnten daselbst. Und sie sprachen untereinander: … Wohlauf, lasst uns eine Stadt und einen Turm bauen, dessen Spitze bis an den Himmel reiche, dass wir uns einen Namen machen; denn wir werden sonst zerstreut über die ganze Erde.

Es war von jeher Gottes Absicht, die Erde von Menschen bewohnen zu lassen, die seine Herrlichkeit widerspiegeln und ihn als Herrn anrufen. Doch diese Menschen breiteten sich nicht aus, sie ließen sich mit der Hoffnung in Schinar nieder, Sicherheit in ihrer großen Zahl und Bedeutung in ihrer gemeinsamen Anstrengung zu finden. Anstatt Gott die Ehre zu geben, wollten sie ihre eigene Ehre schaffen. Doch ihr Plan, sich selbst einen Namen zu machen, ging nach hinten los. Gott kam herab und verwirrte ihre Sprache, damit sie sich nicht länger gemeinsam gegen ihn verschwören konnten. Dieser Stadt wurde der Name Babel gegeben, was »Verwirrung« bedeutet. Tatsächlich machten sie sich einen Namen, jedoch nicht auf die Art und Weise, wie sie es sich erhofft hatten.

Eine über die Erde verstreute Familie landete in Ur in Chaldäa, einer Stadt in Babylonien. (Babel wurde zu Babylon im Land Babylonien.) Wie wir im Laufe der Geschichte sehen werden, ruft Gott sein Volk fortwährend dazu auf, aus Babylon herauszukommen und sein Zuhause in der Stadt Gottes zu finden. Das war auch für Abraham der Fall. »Und der HERR sprach zu Abram: Geh aus deinem Vaterland und von deiner Verwandtschaft und aus deines Vaters Hause in ein Land, das ich dir zeigen will« (1 Mose 12,1). Der Autor des Hebräerbriefs schreibt dazu:

Hebr 11,8–10 Durch den Glauben wurde Abraham gehorsam, als er berufen wurde, an einen Ort zu ziehen, den er erben sollte; und er zog aus und wusste nicht, wo er hinkäme. Durch den Glauben ist er ein Fremdling gewesen im Land der Verheißung wie in einem fremden Land und wohnte in Zelten mit Isaak und Jakob, den Miterben derselben Verheißung. Denn er wartete auf die Stadt, die einen festen Grund hat, deren Baumeister und Schöpfer Gott ist.

Abraham war nicht daran interessiert, sich eine Stadt zum Schutz vor Gott zu bauen. Er wartete auf die von Gott selbst erbaute Stadt. Sein Neffe Lot sah die Dinge jedoch ein wenig anders: »Abram wohnte im Lande Kanaan und Lot in den Städten jener Gegend. Und Lot zog mit seinen Zelten bis nach Sodom. Aber die Leute zu Sodom waren böse und sündigten sehr wider den HERRN« (1 Mose 13,12–13).
Es kam der Tag, an dem Gott genug von der Bosheit Sodoms hatte.

Ein großes Geschrei us Sodom – von den Armen und Schwachen, den Opfern sexueller Gewalt und Ungerechtigkeit – stieg zu Gott empor (vgl. Hes 15,49). Zwei Engel gingen in die Stadt und es »kamen die Männer der Stadt Sodom und umgaben das Haus, Jung und Alt, das ganze Volk aus allen Enden« (1 Mose 19,4) und verlangten, dass die Engel herausgebracht werden, damit man sie vergewaltigen könne. »Als nun die Morgenröte aufging, drängten die Engel Lot zur Eile und sprachen: Mach dich auf, nimm deine Frau und deine beiden Töchter, die hier sind, damit du nicht auch umkommst in der Missetat dieser Stadt« (V. 15). Doch wir lesen, dass Lot zögerte. Er hing sehr an Sodom. Anders gesagt: Er war wie wir. Ein Teil von ihm hasste die Welt, doch etwas in ihm liebte die Welt und wollte ihr nicht den Rücken kehren. Glücklicherweise aber »ergriffen die Männer ihn und seine Frau und seine beiden Töchter bei der Hand, weil der HERR ihn verschonen wollte, und führten ihn hinaus und ließen ihn erst draußen vor der Stadt wieder los« (1 Mose 19,16). Was für ein Bild dessen, was Gott für uns tun muss. Wenn Gottes Erbarmen uns und unsere Lieben nicht ergreift und hinausführt, werden wir gemeinsam mit allen anderen Einwohnern der Stadt des Menschen zugrunde gehen.

DIE STADT JERUSALEM

Zur Zeit Abrahams gab es eine Stadt namens Salem, was *schalom* oder »Friede« bedeutet. Ein guter König, Melchisedek genannt, der zudem ein Priester Jahwes war, herrschte dort (vgl. 1 Mose 14,18). Später wurde Salem von den Jebusitern erobert und mit einer Mauer umzogen. Sie nannten die Stadt Jebus (vgl. 1 Chr 11,4). Als Gottes Volk ins verheißene Land gebracht wurde, gab Gott ihnen viele Städte der Kanaaniter in die Hände. Doch eine Stadt konnten sie nicht erobern, nämlich die Stadt Jebus. Als David König von Israel wurde, brauchte er eine zentral in der Mitte der zwölf Stämme gelegene Hauptstadt, eine Stadt, die einer Belagerung standhalten konnte. Und Jebus war eine solche Stadt.

David eroberte Jebus und benannte die Stadt in Jerusalem um. Sie wurde zur Stadt, in der der König von Israel seinen Palast hatte. Wichtiger aber noch ist, dass sie zum heiligen Hügel wurde, auf dem Gott selbst unter seinem Volk im Tempel wohnte. Jerusalem sollte die heilige Stadt sein, die »Stadt des Shalom«. Sie sollte eine Stadt sein, in der sich Gottes Volk an seiner Gegenwart in seiner Mitte erfreute, anstatt ihn auszusperren. Sie sollte eine Stadt sein, die sich der Herrlichkeit Gottes und der Ausweitung seiner Herrschaft hingeben würde. Das tat sie aber nicht.

Die Geschichte Jerusalems scheint alles zu bestätigen, was wir bisher in der biblischen Geschichte der Stadt erwartet haben. Sie hatte ihre Tage des Ruhms. In 1. Könige lesen wir von der Herrlichkeit der Stadt, in die Gott selbst einzog, um im salomonischen Tempel zu wohnen. Wir lesen von der Königin von Saba, die nach Jerusalem gekommen war, weil sie mit eigenen Augen sehen wollte, ob alles der Wahrheit entsprach, was ihr zu Ohren gekommen war. Wir lesen aber auch, dass Salomo fremde Frauen – und mit ihnen die Anbetung fremder Götter – in die heilige Stadt Jerusalem brachte. Salomo schien große Schlucke von dem in der Stadt der Menschen dargereichten Elixier zu trinken, als er durch Sklavenarbeit Städte für seine Wagen und Reiter errichten ließ. Er benannte einige dieser von ihm erbauten Städte sogar nach Götzen (vgl. 1 Kön 9,17–18).

Über die folgenden Jahrhunderte hinweg wurde Jerusalem durch und durch von Götzendienst und anderen Übeln befleckt, darunter auch Kinderopfer. Der Prophet Jesaja beklagte, was aus Jerusalem zu seiner Zeit geworden war. In der Eröffnung seines Buches schreibt er:

Jes 1,21–23

> Ach, wie ist zur Hure geworden die treue Stadt! Sie war voll Recht, Gerechtigkeit wohnte darin; nun aber – Mörder. Dein Silber ist Schlacke geworden und dein Wein mit Wasser verfälscht.
>
> Deine Fürsten sind Abtrünnige und Diebsgesellen, sie nehmen alle gern Geschenke an und trachten nach Gaben. Den Waisen schaffen sie nicht Recht, und der Witwen Sache kommt nicht vor sie.

Der Prophet Hesekiel beschrieb Jerusalem als verdorbener als Sodom (vgl. Hes 16,48). Gott hatte Sodom zerstört, als ihre Sünde unerträglich geworden war. Gleichsam verfügte Gott die Zerstörung Jerusalems, als ihre Sünde unerträglich wurde. Doch anstatt wie bei Sodom Feuer als Werkzeug des Gerichts zu verwenden, entschied Gott, eine Stadt als Mittel zum Gericht zu verwenden.

DIE STADT BABYLON

Die Stadt, die Gott gebrauchen wollte, war keine andere als Babylon. Natürlich wussten die Babylonier und ihr König nicht, dass sie ein Werkzeug in den Händen des souveränen Gottes waren, welches er gebrauchte, um sein Volk zu reinigen. Als die Babylonier gegen Jerusalem marschierten, taten sie nur das, was man in der Stadt des Menschen tut – Macht ausüben und alles auf dem Weg vertilgen. Nebukadnezar deportierte den König Jerusalems und die gesamte Elite in die Stadt Babylon.

Einige Jahre später kam das Heer der Babylonier nach Jerusalem zurück, um auch die verbliebenen Einwohner zu holen.

Jerusalem wurde niedergebrannt und der Tempel zerstört. Man kann den König sich fast auf die Brust schlagen hören, als Daniel, einer der Weggeführten Jerusalems, ihn zitiert: »Das ist das große Babel, das ich erbaut habe zur Königsstadt durch meine große Macht zu Ehren meiner Herrlichkeit« (Dan 4,27). In der Schrift war und bleibt Babylon die arrogante, beständige, Gott hassende, sich selbst liebende, selbstsichere Stadt des Menschen.

Zu Beginn des babylonischen Exils schrieb der Prophet Jeremia an die Weggeführten, man solle die falschen Propheten in ihrer Mitte zurechtweisen, welche behaupteten, das Volk würde nicht lange in Babylon bleiben. Jeremia verkündete den Exilanten, dass sie dort siebzig Jahre zuzubringen hatten, und sprach für Gott zu ihnen:

Jer 29,5-7

> Baut Häuser und wohnt darin; pflanzt Gärten und esst ihre Früchte; nehmt euch Frauen und zeugt Söhne und Töchter, nehmt für eure Söhne Frauen und gebt eure Töchter Männern, dass sie Söhne und Töchter gebären; mehrt euch dort, dass ihr nicht weniger werdet. Suchet der Stadt Bestes, dahin ich euch habe wegführen lassen, und betet für sie zum Herrn; denn wenn's ihr wohlgeht, so geht's euch auch wohl.

Sie sollten für einige Zeit dortbleiben, also sollten sie währenddessen ein gewöhnliches Leben in der Stadt des Menschen führen, Gärten pflanzen, heiraten und Kinder bekommen. Vor allem sollten sie für das Wohlergehen der Stadt beten. Sie sollten sich Gottes Wort einverleiben, nicht das Wort der falschen Propheten unter ihnen oder die Lehren Babylons. So würden sie Gottes Alternative, die geistliche Stadt, inmitten der Stadt des Menschen erbauen. Sie würden, wie Jesus es Jahrhunderte später ausdrückte, Salz und Licht, eine Stadt auf einem Berg sein (vgl. Mt 5,13–14). Gottes Volk wird inmitten der Stadt des Menschen nicht dazu aufgerufen, sich abzuschotten, sondern sich erkennbar von seinen anderen Bewohnern zu unterscheiden.

Sie sollten auch in der Erwartung der Befreiung aus Babylon leben. Gott hatte eine Zukunft für sie, die über das Leben am Fluss Kebar, in den Außenbezirken einer heidnischen Stadt, hinausreichte. Durch seinen Propheten Jeremia verkündete der Herr ihnen:

Jer 29,10–11

> Wenn für Babel siebzig Jahre voll sind, so will ich euch heimsuchen und will mein gnädiges Wort an euch erfüllen, dass ich euch wieder an diesen Ort bringe. Denn ich weiß wohl, was ich für Gedanken über euch habe, spricht der Herr: Gedanken des Friedens und nicht des Leides, dass ich euch gebe Zukunft und Hoffnung.

Das Versprechen beinhaltete nicht, dass sie in den siebzig Jahren in Babylon alles erhalten würden, was sie sich erhofften (so wie es auch uns nicht versprochen ist, dass wir in den etwa siebzig Jahren unseres Lebens alles erhalten, was wir uns wünschen). Das Versprechen war, dass auf sie eine Zukunft in der Stadt Gottes wartete. Gott selbst würde sie dort hinführen. Ihre Hoffnung und Zukunft war die Errettung aus Babylon und die Heimführung in die Stadt Gottes. Gleichsam ist es Gottes guter Plan für uns, uns Hoffnung und Zukunft in seiner Stadt zu schenken.

Schließlich kehrte Gottes Volk aus dem Exil zurück, um seinen Tempel und die Stadt Jerusalem wiederaufzubauen. Doch weder Tempel noch Stadt sollten jemals mehr ihre vergangene Herrlichkeit wiedererlangen. Sie wurden nie den Visionen gerecht, die die Propheten von der Stadt Gottes hatten. Jesaja beschrieb die Stadt als groß genug, um ganze Völker zu beherbergen, voller Frieden und Gerechtigkeit, frei von Unterdrückung, Furcht und Schrecken (vgl. Jes 54,2–3.11–14). Micha schrieb, dass in den »letzten Tagen« Menschen aller Nationen nach Jerusalem strömen werden, um die Wege des Herrn gelehrt zu bekommen, damit sie in ihnen wandeln können. Krieg und Furcht werden nicht mehr sein und ein jeder wird genug zu essen haben (vgl. Mi 4,1–5). Sacharja schrieb von einem kommenden Tag, an dem Zion ein derart friedlicher und sicherer Ort sein wird, dass Jung und Alt auf den Straßen sitzen und spielen können.[85] Er prophezeite, dass Menschen vieler Städte in dieser Stadt ihr Zuhause finden und Gottes Gegenwart und Wohlgefallen erfahren (vgl. Sach 8,1–8.20–23). Hesekiel schrieb: »Und alsdann soll die Stadt genannt werden ›Hier ist der HERR‹« (Hes 48,35).

Die Versprechen der Propheten und die Lieder der Psalmisten, die von Gottes Stadt kündeten, ließen Gottes Volk den Tag herbeihoffen und -sehnen, an dem Gottes König in Gottes Stadt einziehen und sie in all das verwandeln würde, was sie sein sollte.

JERUSALEM ZERSTÖRT

Schließlich kam der Tag, an dem Gottes König in seine Stadt einzog. Lesern des Lukasevangeliums wird die Dramaturgie seines Kommens vor Augen geführt. Im neunten Kapitel lesen wir davon, dass Jesus sein Angesicht wandte, »entschlossen, nach Jerusalem zu wandern« (Lk 9,51). In Kapitel 13 lesen wir: »Und er ging durch Städte und Dörfer und lehrte und nahm seinen Weg nach Jerusalem« (Lk 13,22). Auf seinem Weg kamen einige Pharisäer zu ihm, um ihn davor zu warnen, dass Herodes ihn töten wolle, worauf Jesus antwortete: »Doch muss ich heute und morgen und am Tag danach wandern, denn es geht nicht an, dass ein Prophet umkomme außerhalb von Jerusalem« (V. 22). Hörst du die Ironie? Jerusalem hätte eine Stadt sein sollen, die auf das Wort Gottes durch die Propheten hört und es liebt. Ihre traurige Geschichte erzählt jedoch von vielen Ablehnungen und sogar von den Ermordungen der Propheten Gottes (vgl. 2 Chr 24,20–22; Jer 26,20–23; 38,4–6).

Der größte aller Propheten, der eine, der Gottes Wort nicht nur verkündete, sondern das fleischgewordene Wort Gottes selbst war, bereitete sich darauf vor, Jerusalem zu betreten. Und seit Jesus sein Angesicht gen Jerusalem gewandt hatte, war der Grund seines Kommens stets sein Sterben an diesem Ort. Der zweite Teil seiner Antwort hatte nicht den Hauch einer Ironie. Es war ein Klageruf über das, was hätte sein können. Jesu Herz war über Jerusalems Ablehnung der Gnade Gottes zerbrochen: »Jerusalem, Jerusalem, die du tötest die Propheten und steinigst, die zu dir gesandt sind! Wie oft habe ich deine Kinder versammeln wollen wie eine Henne ihre Küken unter ihre Flügel, und ihr habt nicht gewollt!« (Lk 13,34).

Etwas später, als Jesus auf einem Eselfohlen durch die Orte Betfage und Bethanien ritt, warf das Volk seine Gewänder vor ihm nieder und pries ihn als den König, der kommt im Namen des Herrn. Als er sich aber Jerusalem näherte und die Stadt erblickte, schreibt Lukas, dass Jesus über sie weinte (vgl. Lk 19,41). Tatsächlich meint das an dieser Stelle für »weinen« gebrauchte Wort nicht das, was wir gemeinhin unter Weinen verstehen – ein Abtupfen der Augen, während Tränen die Wangen hinunterrollen. Das von Lukas gebrauchte Wort bezeichnet eher ein Wehklagen, wie man es aus dem Fernsehen von nahöstlichen Trauerfeiern kennt. Jesus klagte voll Kummer über die bevorstehende Zerstörung der für Gottes Handeln in der Welt so zentralen Stadt. Er schrie:

Lk 19,42–44 Wenn doch auch du erkenntest an diesem Tag, was zum Frieden dient! Aber nun ist's vor deinen Augen verborgen. Denn es wird eine Zeit über dich kommen, da werden deine Feinde um dich einen Wall aufwerfen, dich belagern und von allen Seiten bedrängen und werden dich dem Erdboden gleichmachen samt deinen Kindern in dir und keinen Stein auf dem andern lassen in dir, weil du die Zeit nicht erkannt hast, in der du besucht worden bist.

Jesus machte in diesen Abschnitten deutlich, warum das Gericht kommen würde – wegen der Ablehnung von Gottes Wort und Gottes Sohn. Als die römischen Legionen des Titus sich der Stadt im Jahre 70 n. Chr. näherten, war dies nicht eine bloße Folge imperialistischer Launen einer damaligen Supermacht. Die Armeen des Titus waren das Werkzeug, das Gott gebrauchte, um seine geliebte Stadt zu richten. Der Grund für dieses Gericht war die Weigerung der Stadt, sich unter Gottes Schutz sammeln zu lassen, sowie eine Blindheit und Ablehnung gegenüber der Gegenwart Gottes in ihrer Mitte zu der Zeit, in der sie besucht wurde. Die irdische Stadt Jerusalem wurde von Gott verworfen, weil sie Jesus verworfen hatte.

Jesus bereitete seinen Einzug auf einem Esel vor. Das bedeutete, dass Gottes König endlich in seine Stadt gekommen war. Die Tore hätte man ihm weit auftun und die Priester hätten Spalier stehen sollen. Herodes hätte aus seinem Palast kommen sollen, um sich vor dem wahren König niederzuwerfen. Stattdessen kreuzigte Jerusalem ihren König außerhalb der Stadttore. Auf rituelle, aber nicht auf wahrhaftige Reinheit bedacht, wollte Jerusalem keine toten Körper in der »heiligen Stadt« haben. Natürlich war Jerusalem nicht heilig. In ihrem Machtmissbrauch, ihrer Entschlossenheit, Gott draußen zu halten, ihrem Götzendienst am Tempel und am Gesetz und ihrer Verirrung war Jerusalem zu Babylon geworden.[86]

Außerhalb dieser Stadt nahm der reine Sohn Gottes die Verdorbenheit, Unterdrückung, Selbstbezogenheit und Gottesfeindschaft der Stadt des Menschen auf sich selbst. Jesus nahm das Gericht auf sich, das all jene verdient hatten, die die Stadt des Menschen lieben lernten, damit eines Tages alle, die willens sind, aus dieser Stadt zu Christus zu flüchten, auf ewig in der Stadt Gottes wohnen dürfen.

Vierzig Tage nach seiner Auferstehung von den Toten fuhr der auferstandene Jesus in den Himmel auf. Zehn Tage danach schaltete die Gründung der Stadt Gottes in einen schnelleren Gang: Der Heilige Geist kam herab und kehrte den Fluch der antiken Stadt Babel um. Menschen »aus allen Völkern unter dem Himmel« (Apg 2,5) waren in Jerusalem zum Pfingstfest versammelt. Eine Sache trennte sie – ihre Sprache. Doch plötzlich kam der Geist Gottes herab und die Apostel fingen an, mit Feuerzungen zu sprechen, sodass jeder das Evangelium in seiner Sprache hören konnte.

Von der Stadt Jerusalem aus fing das Evangelium an, sich über ganz Judäa und Samarien und bis an die Enden der Erde auszubreiten. Wenn wir die Apostelgeschichte lesen, sehen wir, wie sich das Wort Gottes verbreitete. Wo immer es hingetragen wurde, erweckte es Menschen zum Leben. Wo immer es hingetragen wurde, begannen Menschen damit, den Namen des Herrn anzurufen.

Und wie Jesus es vorhergesagt hatte, kam bald der Tag, an dem die irdische Stadt Jerusalem völlig zerstört wurde. Ihr besonderer Platz im Heilswirken Gottes hatte ein Ende gefunden. Obwohl viele christliche Theologien der jüngeren Zeitgeschichte einen Platz für das irdische, nahöstliche Jerusalem am zukünftigen Ende der Menschheitsgeschichte finden wollen,[87] sehen wir in der Bibel nach der Ablehnung Christi durch Jerusalem eine entschiedene Abwendung weg vom irdischen Jerusalem und eine Zuwendung hin zum himmlischen Neuen Jerusalem.

»Denn wir haben hier keine bleibende Stadt, sondern die zukünftige suchen wir«, schreibt der Autor des Hebräerbriefs (Hebr 13,14). »Sondern ihr seid gekommen zu dem Berg Zion und zu der Stadt des lebendigen Gottes, dem himmlischen Jerusalem« (Hebr 12,22). Paulus schreibt: »Aber das Jerusalem, das droben ist, das ist die Freie; das ist unsre Mutter« (Gal 4,26).

Oh, meine Freundin, das ist die Stadt, in der wir leben wollen, die kommende Stadt! Das ist die Stadt, in der wir Wurzeln schlagen möchten. In dieser Stadt wollen wir unsere Hoffnung verankern. Das ist die Stadt – die einzige Stadt, die ewig währen wird.

BABYLON ZERSTÖRT

Aus den letzten Kapiteln der Bibel geht deutlicher denn je hervor, dass die Bibel die Geschichte zweier Städte ist. In diesen Schlusskapiteln werden wir Zeugen der endgültigen Zerstörung Babylons, der Stadt des Menschen, wie auch des lang erwarteten Einzugs des Gottesvolkes in die wahre und ewige Stadt, das Neue Jerusalem.

Babylon, die Stadt des Menschen, wirkt in ihrem Götzendienst einladend, in ihrer Schönheit verlockend, in ihren Freuden berauschend und in ihren Vorhaben befähigend. Doch sie lügt über ihre endgültige Bestimmung. Ihre Bestimmung ist die endgültige Zerstörung. Christus wird wiederkommen und Babylons Einfluss und ihrer Verfolgung der Kinder Gottes ein Ende bereiten. Alle Dinge, derer Babylon sich rühmt – ihrer Reichtümer, ihrer Schönheit, ihrer Macht, ihrer Lebensqualität – werden für immer dahingerafft werden, eingeschmolzen in den Feuern des Zorngerichtes Gottes. Alles, was Babylon Leuten wie dir und mir verspricht – den Komfort des Geldes, die Bedeutsamkeit des Erfolges – wird fortgerissen werden. Wegen des kommenden Gerichtes hören wir Gott zu seinem Volk rufen:

Offb 18,4

> Geht hinaus aus ihr, mein Volk,
> dass ihr nicht teilhabt an ihren Sünden,
> und hinaus aus ihren Plagen,
> damit ihr sie nicht empfangt!

Lass dir nicht einreden, diese Stelle aus der Offenbarung sei an eine zukünftige Generation gerichtet. Dies ist jetzt Gottes Ruf an dich und mich, am heutigen Tag. Jetzt noch leben wir in Babylon, der Stadt des Menschen, doch wir müssen hier auf gepackten Koffern und mit aufbruchsbereiten Herzen leben, um in die ewige Stadt Gottes einzuziehen, sobald unser König uns ruft. Wir müssen im Spannungsfeld leben, in dieser Welt, aber nicht von dieser Welt zu sein. Spürst du diese Spannung?

Als Fremdlinge und Vertriebene »geben [wir] zu verstehen, dass [wir] ein Vaterland suchen. ... Nun aber streben [wir] zu einem besseren Land, nämlich dem himmlischen. Darum schämt sich Gott ... nicht, [unser] Gott zu heißen; denn er hat [uns] eine Stadt gebaut« (Hebr 11,14–16). Die Geschichte der Stadt, die sich von 1. Mose bis zur Offenbarung erstreckt, lädt uns in Gottes Stadt ein, das Neue Jerusalem, das ewig bleibt. Darauf sollen wir unsere Herzen ausrichten, unsere Wurzeln darin schlagen, unser Leben für es investieren und das Leben darin finden.

Ein Engel gab dem Apostel Johannes einen Ausblick auf diese Stadt. Er sah »die heilige Stadt, das neue Jerusalem, von Gott aus dem Himmel herabkommen« (Offb 21,2). Wir werden nicht in den Garten zurückkehren. Wir sind stattdessen auf dem Weg in eine Garten-gleiche Stadt. Gott hat die Stadt, die geschaffen wurde, um ihn auszuschließen, übernommen und verwandelt sie in ein Zuhause für sein Volk – wie Eden, aber noch besser.[88] Anstatt wie Adam und Eva nach mehr zu gieren, werden alle Einwohner dieser Stadt völlig zufrieden sein. Anstatt Gottes Gegenwart wie Kain zu fürchten, werden wir uns an ihr erfreuen. Anstatt sich wie die Einwohner Babels im Ungehorsam zu verschwören, werden alle Einwohner des Neuen Jerusalems zusammenarbeiten, um Gott zu verherrlichen und ihn auf ewig zu genießen.

Diese Stadt wird nicht das Resultat menschlicher Anstrengungen sein. Sie wird die Stadt sein, auf die Abraham sein Herz gesetzt hatte, die festgegründete Stadt, deren Erbauer Gott ist. Ihre Mauern werden die Namen der zwölf Stämme und der zwölf Apostel tragen. Um es anders auszudrücken: Diese Stadt wird auf den Verheißungen des Evangeliums an die Erzväter und der Verkündigung des Evangeliums durch die Apostel erbaut sein (vgl. Gal 3,8).

Der Tag wird kommen, an dem wir alle unser Eigenheim in der lebenswertesten Stadt der Welt beziehen werden. In der Tat wird sich diese Stadt über die ganze Welt erstrecken (vgl. Offb 21,12). Das Tohuwabohu wird gänzlich und herrlich von strahlendem Leben und inniger Beziehung erfüllt sein. Sie wird jede Stadt weit übertreffen, die sich gegenwärtig auf der Liste der lebenswertesten Städte der Welt wiederfindet. Sie wird die sauberste Stadt sein, in der je ein Mensch gelebt hat. Nichts Unreines wird sie jemals betreten (vgl. Offb 21,27). In ihr werden die köstlichsten Speisen und Weine, die je ein Mensch gekostet hat, serviert werden, »ein Mahl von reinem

Wein, von Fett, von Mark, von Wein, darin keine Hefe ist« (Jes 25,6). Anstatt tagelanger Partys werden die Feierlichkeiten niemals ein Ende finden (vgl. Hebr 12,22). Sie wird sich nicht nur einer glorreichen Vergangenheit rühmen, sondern bis in alle Ewigkeit in der Herrlichkeit Gottes erstrahlen (vgl. Eph 2,7). Es wird keine Schneestürme, keinen Smog, kein Chaos geben. Keine Tränen, keinen Tod und keine Nacht (vgl. Offb 21,4; 22,5). Die Straßen werden nicht nur sauber, sondern aus Gold gemacht sein (vgl. Offb 21,21). In dieser ewigen Stadt werden wir uns an einer unendlichen Fülle von Dingen erfreuen, die wir tun können. Unsere Freude über die Offenbarung der Schönheit und Vollkommenheit Gottes wird nie enden.

Das ist die Stadt, von der der Psalmist singt. Schauen wir doch einmal, was Psalm 87 über die Einwohner dieser Stadt zu sagen hat. Es ist wirklich überraschend:

Ps 87,1–6 ELB

Seine Gründung ist auf den heiligen Bergen.
Der HERR liebt die Tore des Zion
mehr als alle Wohnungen Jakobs.
Herrliches ist über dich geredet,
du Stadt Gottes.

Ich will Rahab und Babel erwähnen bei
denen,
die mich kennen; siehe,
Philistäa und Tyrus samt Kusch.
Dieser ist dort geboren.
Von Zion aber wird gesagt werden:
Mann für Mann ist darin geboren.
Und der Höchste, er wird es befestigen.
Der HERR wird schreiben beim
Verzeichnen der Völker:
Dieser ist dort geboren.

Der Psalmist singt, dass die Stadt Gottes von Menschen bewohnt sein wird, die leiblich in der Stadt des Menschen geboren, aber geistlich in die Stadt Gottes wiedergeboren werden. Menschen aus Rahab, die sich auf Ägypten bezieht und auf Hebräisch »Großtuerin« bedeutet, werden die Stadt Gottes in Demut betreten. Den Menschen aus Babylon, der Stadt der Verwirrung, wird deutlich werden, wer Jesus ist. Menschen aus dem kriegerischen Land der Philister werden Frieden mit Gott erfahren. Menschen aus dem habgierigen Tyrus werden in Gott zufrieden sein. Menschen aus der abgelegenen und geistlich unkundigen Nation Kush werden die Gute Nachricht hören und in Richtung dieser Stadt laufen, um in ihr zu wohnen. Von allen, deren Namen von Gott selbst vor Grundlegung der Welt verzeichnet wurden, wird gesagt werden: »Dieser ist dort geboren«.[89]

Der Tag kommt, an dem alle, die ihren Glauben auf Christus gesetzt haben, durch Tore aus Perlen schreiten werden. Es wird egal sein, ob jemand in München, Toronto, Jakarta, Hongkong, Moskau, Nairobi, Bogota oder Sydney geboren wurde. Ein jeder wird aus dem Exil in Babylon kommen, um im Neuen Jerusalem Heimat zu finden. Jene, die dich am Tor begrüßen, werden im Lebensbuch des Lammes nach deinem Namen suchen. Und wenn sie deinen Namen im Buch finden, werden sie auf dich deuten und sagen: »Diese ist hier geboren.« Dann werden sie dir in die Augen schauen und mit einem Gefühl der Freude und Erleichterung sagen: »Willkommen zu Hause.« Bringt dich das nicht zum Singen?

Stimmt an mit vollem Klang
und preiset Gottes Sohn!
Wir scharen uns mit Jubelsang,
wir scharen uns mit Jubelsang
um unsers Vaters Thron,
um unsers Vaters Thron.

Wir pilgern nach Zion!
Herrliches, liebliches Zion!
Ja, heimwärts geht es nach Zion,
der herrlichen, lieblichen Stadt.

O liebes leeres Herz,
das hier noch schweigen will!
Komm, richt' die Blicke himmelwärts'
komm' richt' die Blicke himmelwärts,
dann bleibst auch du nicht still,
dann bleibst auch du nicht still.

Wir pilgern nach Zion!
Herrliches, liebliches Zion!
Ja, heimwärts geht es nach Zion,
der herrlichen, lieblichen Stadt.[90]

Fazit

Du und ich waren für eine Umgebung, einen Sinn, eine Zufriedenheit und eine Vertrautheit mit Gott und miteinander bestimmt, die selbst das übersteigt, was Adam und Eva im Garten erleben durften. Eden birgt die Samen der neuen Schöpfung in sich, doch all diese Samen werden erst im neuen Himmel und der neuen Erde herrliche Blüten tragen. Wenn wir das neue Eden betreten, unsere Sabbatruhe, den endgültigen Tempel, das Neue Jerusalem, werden wir anfangen, das zu erleben, was Gott bereits die ganze Zeit über für sein Volk vorbereitet hat.

→ Während Adam und Eva mit Gottes Versorgung in Eden, einem Garten inmitten der Wildnis, unzufrieden wurden, werden die Einwohner der neuen Schöpfung völlige Zufriedenheit mit Gottes üppiger Versorgung in der Gartenstadt genießen, die sich bis in jede Ecke der Erde erstrecken wird. Das bedeutet, dass du und ich (wenn auch noch nicht gänzlich) wahrhaftig und zunehmend zufrieden sein können.

→ Wo der Baum des Lebens im Zentrum Edens Adam und Eva einen hohen Lebensstandard im Falle ihres Gehorsams versprach, wird der Baum des Lebens in der neuen Schöpfung all denen unendliches, überreiches Leben und Heilung darbieten, die ihr Vertrauen auf den Gehorsam Christi gesetzt haben. Das heißt, dass sich die Geschichte unseres Lebens nicht immer darum drehen muss, sich nach dem »guten Leben«, wie wir selbst es definieren, auszustrecken. Vielmehr dürfen wir Gott darin vertrauen, dass er uns zu seiner Zeit und auf seine Art ein mehr als gutes Leben schenken wird.

→ Während Adam und Eva im Ebenbild Gottes geschaffen waren, werden alle Einwohner des neuen Himmels und der neuen Erde in wahrer Gerechtigkeit, Heiligkeit und Erkenntnis umgestaltet worden sein, ohne den Hauch einer Chance, dass dieses Ebenbild je entstellt wird. Das bedeutet, dass die Geschichte, wer wir sind und was aus uns werden wird, letzten Endes nicht von uns geschrieben wird. Wir müssen unsere Identität nicht in unserem Äußeren oder in unseren Errungenschaften suchen. Stattdessen ist unsere Identität fest auf Christus gegründet und durch sein Werk und Wesen gesichert.

→ Während Adam und Eva nackt und ohne Scham waren, werden alle, die mit Christus verbunden sind, mit seiner königlichen Gerechtigkeit bekleidet und niemals mehr entblößt werden. Sie werden darüber hinaus in Unsterblichkeit eingekleidet sein, sodass sie den Tod nicht mehr schmecken werden. Das heißt, dass es in unseren Geschichten nicht nur darum geht, gut auszusehen. Weil wir wissen, dass wir mit der Gerechtigkeit Christi bekleidet sind und mit dem Kleid der Unsterblichkeit aus dem Tod erwachen werden, müssen wir uns nicht mehr von unserer Garderobe oder den Anzeichen irgendwelcher Alterungsprozesse beherrschen lassen. Wir müssen nicht mehr unter der Last der Scham oder der Furcht vor dem Tod leben. Wir dürfen darauf vertrauen, dass er uns in Heiligkeit, Schönheit und Herrlichkeit kleidet.

→ Wo Adam scheiterte und seiner Frau die Schuld gab, wird unser Bräutigam Jesus nicht daran scheitern, seine Braut, die Gemeinde, in eine neue Gartenstadt zu führen, wo er sie auf ewig lieben wird. Das heißt, dass wir, obwohl wir uns die Liebe eines menschlichen Bräutigams in diesem Leben wünschen und sie genießen dürfen, nicht erwarten sollten, dass irgendein Mann uns auf die wichtigste aller Arten lieben kann. Jede Liebe eines Mannes wird nur ein mickriger Schatten der ewigen und vollkommenen Liebe Christi sein.

→ Weil Adam und Eva an der ihnen aufgetragenen Arbeit in Eden scheiterten, erreichten sie nicht die in Aussicht gestellte Sabbatruhe. Weil aber Christus das Werk vollendete, das Adam nicht vollbringen konnte, werden alle, die mit ihm im Glauben verbunden sind, in die niemals endende Ruhe Gottes eingehen. Das heißt, dass die Geschichte unseres Lebens nicht aus einer atemlosen Woche nach der anderen bestehen muss, immer bemüht, mit den Anforderungen Schritt zu halten. Die Welt, unsere Familie oder unser Leben werden nicht in sich zusammenbrechen, wenn wir uns Zeit nehmen zum Ausruhen und zur Besinnung auf Christi vollbrachtes Werk und auf das, was noch kommen wird. Während wir unser Leben um die Erinnerung an die verheißene Ruhe herum ordnen, merken wir, dass wir auch im Hier und Jetzt wirklich zur Ruhe kommen können.

→ Während der erste Adam es dem Bösen in Form einer Schlange erlaubte, in den Garten einzudringen und ihn zu ruinieren, zerschmetterte Jesus, der zweite Adam, der alten Schlange den Kopf und wird sie eines Tages ein für alle Mal vernichten, damit nichts Böses in die neue Schöpfung eindringen kann. Das heißt, dass die Geschichte unseres Lebens nicht frei von Schwierigkeiten sein wird. Der Feind ist gegen uns – bereit, uns zu zerstören. Weil wir aber mit Christus verbunden sind, wissen wir, dass der Feind vielleicht ein paar Kämpfe in unserem Leben gewinnen mag, den Krieg um unsere Seelen aber verlieren wird.

→ Adam und Eva wurden aus dem Heiligtum von Eden vertrieben, wo sie Gottes Gegenwart erlebten. Alle aber, die rein gemacht werden, werden in der Heiligkeit des neuen Tempels, der die gesamte Welt umspannen wird, willkommen geheißen werden, wo sie Gottes Gegenwart für immer erfahren dürfen. Das heißt, dass es nicht an uns liegt, uns rein genug für ein Leben in seiner Gegenwart zu machen. Er reinigt und erneuert uns, um das Verlangen seines Herzens zu stillen, mitten unter seinem Volk zu wohnen – inklusive dir und mir.

→ Adam und Eva bewohnten einen Garten, der von der Stadt des Menschen eingenommen wurde, doch alle, die vom Geist wiedergeboren wurden, werden für immer in der Sicherheit und dem Frieden der Stadt Gottes, des Neuen Jerusalems, wohnen. Obwohl wir in der Stadt des Menschen wohnen, die uns anlügt und versucht, uns mit ihren Versuchungen zu ködern, bestimmt sie uns nicht und kann uns nicht als ihr Eigentum beanspruchen. Wir leben hier als Fremdlinge und Durchreisende. Unsere Wurzeln, unsere Bürgerschaft und unsere Hoffnung sind im Fundament der Stadt Gottes verankert.

Meine Liebe – diese Geschichte der Bibel ist die Geschichte, die die Kraft hat, dein Leben jetzt und für alle Ewigkeit völlig zu verändern. Ich hoffe, du findest dich in ihr und ihrem »Sie lebten glücklich bis an ihr Lebensende« wieder. Ich hoffe, du findest dein Zuhause auch jetzt schon in Christus, der dich eines Tages in seinem ewigen Zuhause willkommen heißen wird, besser als Eden.

Diskussionsleitfaden

Die folgenden Fragen sind Vorschläge für eine Gruppendiskussion. Sie sind so gestellt, dass sie nicht unbedingt eine »richtige« Antwort fordern, sondern zu tieferem Nachdenken über das Thema jedes Kapitels anregen. Sie sollen dazu ermutigen, sich in einer Gruppe mitzuteilen und theologische und praktische Schlussfolgerungen zu ziehen.

1

Die meisten von uns verspüren hin und wieder ein Gefühl der Unzufriedenheit. Trifft das auch auf dich zu? Wenn ja, auf welche Art und Weise?

2

Wie säte die Schlange den Samen der Unzufriedenheit in Evas Herz? Wo entdeckte diese plötzlich, dass ihr im Leben etwas fehlte?

3

Vielleicht hast du noch nie darüber nachgedacht, dass der Garten Eden von Wildnis umringt war, die unterworfen werden musste. Oder darüber, dass es die Aufgabe Adams, Evas und ihrer Nachkommen war, die Grenzen des Gartens so weit auszudehnen, bis alles geordnet und mit Ebenbildträgern erfüllt wäre. Ergibt das für dich Sinn? Warum oder warum nicht? Wenn du diese Frage im Licht von Gottes Absichten betrachtest, wie sie uns im Rest der Bibel offenbart sind, ziehe auch 1. Mose 12,3, Psalm 8, Jesaja 45,18, Apostelgeschichte 1,8 und Offenbarung 5,9–10 zurate.

4

In 5. Mose 8,3 steht, dass Gott sein Volk hungern ließ, um ihm eine Lektion zu erteilen. Er wollte es lehren, dass der Mensch nicht vom Brot allein lebt, sondern von jedem Wort, das aus dem Mund des Herrn hervorgeht. Was bedeutet das heutzutage? Und wie kann dir deine Unzufriedenheit helfen, so zu leben?

5

Auf welche Art(en) ging Jesus in die Wüste – das Tohuwabohu – dieser Welt, und welchen Unterschied macht dies?

6

Was lehrt uns Paulus darüber, wie wir in der Wüste dieser Welt, wo die Dornen des Fluches Leid bringen, zufrieden leben können? (vgl. 2 Kor 12,1–10)

7

Inwiefern wird der Garten des neuen Himmels und der neuen Erde noch besser sein als der Garten, den Adam und Eva genießen durften?

8

Was gibt der Geschichte der Unzufriedenheit und der Zufriedenheit in der Wüste die Kraft, deinen eigenen Mangel an Zufriedenheit in der Wüste dieser Welt umzukehren?

KAPITEL 2: DER BAUM

1

Was verstehst du unter einem »guten Leben«? Was glaubst du, verstehen die meisten Leute heutzutage darunter? Was unternehmen sie, um es zu bekommen?

2

Es wird uns nicht explizit gesagt, ob Adam und Eva vom Baum des Lebens aßen, bevor sie vom Baum der Erkenntnis kosteten und aus Eden verbannt wurden. Welche Aussage in 1. Mose 3,22 und Offenbarung 2,7 weist darauf hin, dass das nicht der Fall war?

3

Wie würdest du Gottes Absicht für den Baum der Erkenntnis des Guten und des Bösen in Eden erklären? Wozu wollte die Schlange ihn gebrauchen?

4

Was hätte Adam am Baum der Erkenntnis des Guten und des Bösen tun sollen?

5

Inwiefern steht die Reaktion des zweiten Adam in starkem Gegensatz zur Reaktion des ersten Adam in Bezug auf die Versuchung am Baum? Welchen Unterschied macht das heute für uns? Lest und besprecht zusammen Römer 5,12–21.

6

Auf welche Art ist der Baum des Lebens im Garten des neuen Himmels und der neuen Erde besser als der im Garten Eden (vgl. Offb 22,1–5)?

7

Was offenbart die Geschichte des Baumes durch die ganze Bibel hinweg darüber, was man als das »gute Leben« definiert und wie man es bekommt?

8

Wie weist uns die Geschichte des Baumes den Weg in Bezug auf unsere Jagd nach dem »guten Leben«?

(1)

Welche Dinge erwähnen wir oft, wenn wir uns anderen online oder im echten Leben vorstellen? Was verraten diese Dinge über die Quelle unserer Identität?

(2)

Nenne drei oder vier Schlüsselbegriffe, die das Wesentliche dessen beschreiben, was es bedeutet, dass der Mensch nach dem Bilde Gottes geschaffen (und somit erneuert) ist (vgl. 1 Mose 1,26; Ps 8,5–6; Eph 4,24 und Kol 3,10).

(3)

In 2. Mose 19,4–6 und 20,1–21 versorgt Gott seinen erstgeborenen Sohn, die Nation Israel, mit der Grundlage für eine Identität. Was sollte diese Identität bestimmen? Welchen Unterschied hätte sie machen sollen in Bezug auf ihre Lebensweise in dem Land, das Gott ihnen geben wollte?

(4)

Wir neigen dazu, Götzen als schlechte Dinge zu sehen. Oft aber sind Götzen gute Dinge, die zu wichtig werden. Abgesehen von Christus ist alles ein Götze, von dem wir durch unsere Haltung und unser Handeln sagen: »Ich brauche das, um glücklich zu sein.« Die wenigsten von uns wollen sich vor einem goldenen Kalb niederwerfen. Doch was können unsere Götzen sein, die wir dadurch anbeten, dass wir unsere Identität darauf gründen?

5

Die Menschen in der Welt haben viele Vorstellungen davon, wer Jesus ist und warum er kam. Womit verschafft uns die Geschichte des Ebenbildes Gottes Klarheit in Bezug auf Jesu Identität und den Grund seines Kommens?

6

Wie verändert sich unsere Einstellung gegenüber der Frage, was es heißt, wie Jesus zu sein, wenn wir die Verklärung und die Auferstehung betrachten?

7

Inwiefern wird unsere Ebenbildlichkeit Gottes in der neuen Schöpfung noch besser sein, als sie es für Adam und Eva in Eden war?

8

Wodurch hat die Geschichte von Gottes entstelltem und wiederhergestelltem Ebenbild die Kraft, unseren Sinn für Identität und Bestimmung zu verändern?

KAPITEL 4: DIE KLEIDUNG

1

In Psalm 8,6 und 104,1–2 lesen wir davon, wie Gott gekrönt, bekleidet und bedeckt ist. Geben diese Stellen Aufschluss darüber, wie seine Ebenbildträger Adam und Eva trotz ihrer körperlichen Nacktheit gekrönt, bekleidet und bedeckt waren?

(2)

Denke über die Bedeutung der Kleidung königlicher Repräsentanten und Priester in der Bibel nach: Josef in 1. Mose 37,3.23 und 41,39–43; die Priester in 2. Mose 28; David in 1. Samuel 18,3–4; Daniel in Daniel 5,29; der verlorene Sohn in Lukas 15,21–22. Wie könnte der Kontext der gesamten Bibel uns helfen zu verstehen, was Mose seinen Lesern vermitteln möchte, wenn er schreibt, dass Adam und Eva nackt waren und sich nicht schämten?

(3)

Wir sind verleitet zu denken, dass jemand entweder mit Gottes Herrlichkeit bekleidet ist oder nicht. Die Bibel aber offenbart scheinbar Grade der Herrlichkeit. Wie wird dies in 2. Korinther 3,7–18 deutlich? Wie kann uns das helfen, Gottes Absicht für Adam und Eva im Garten zu verstehen (vgl. zudem 1 Kor 15,40–49; 2 Kor 5,1–5)?

(4)

Wie sollten wir öffentlich zur Schau gestellte Nacktheit und Pornographie sehen, wenn wir bedenken, dass Gott die Priester in »heilige Kleider ... zur Ehre und als Schmuck« (2 Mose 28,2) kleidete und auch alle Gläubigen so kleiden möchte?

(5)

Die biblische Perspektive auf Schönheit ist eine ganz andere als die der Welt (vgl. Kol 3,12–14; 1 Petr 3,4). Was glaubst du, braucht es, damit unsere Perspektive mehr von der Bibel als von der Welt geformt wird?

(6)

Paulus schreibt in 1. Korinther 15,52–53 und 2. Korinther 5,1–5 davon, dass die Gläubigen bei der Auferstehung und Wiederkunft Christi mit Unsterblichkeit überkleidet werden. Wie hilft uns das, die Nacktheit von Adam und Eva in Eden zu verstehen, und was hätte sein können, wenn sie bezüglich des Baumes gehorcht hätten?

(7)

Auf welche Art wird die Kleidung, die wir bei der Wiederkunft Christi und bei unserem Eintritt in den neuen Himmel und die neue Erde tragen werden, besser sein als die Kleidung, die Adam und Eva vor und nach dem Sündenfall im Garten Eden trugen?

(8)

Wodurch hat die Geschichte der Kleidung die Kraft, unser Denken in Bezug auf die Art und Weise, wie wir uns kleiden und was uns schön macht, zu verändern?

KAPITEL 5: DER BRÄUTIGAM

(1)

Welchen Bezug zieht Mose (der Verfasser des Buches) in 1. Mose 2,24 zwischen der Ehe von Adam und Eva und der Ehe zu seiner Zeit? Welche Folgerungen lehrte Jesus in Matthäus 19,3–8? Welche Folgerungen lehrte Paulus in 1. Korinther 6,15–17?

(2)

Wie wurde die Beziehung von Adam und Eva gemäß 1. Mose 3,6–21 von der Sünde und dem Fluch beeinflusst?

3

Wo in der Schrift findest du Belege für die Aussage »Die Bibel ist die Geschichte, wie Gott seinem Sohn eine Braut erwählt, versammelt und schön macht«? (Denke an alle Teile des Alten und des Neuen Testaments, um entweder allgemeine oder spezifische Belege zu finden.)

4

Wie müssen die Israeliten der damaligen Zeit die Beschreibung Johannes des Täufers von Jesus als dem Bräutigam und Jesu Beschreibung seiner selbst als Bräutigam in seinen Gleichnissen verstanden haben? Was muss es denen bedeutet haben, die es verstanden?

5

Wie hilft uns die Betrachtung der Geschichte der Frau am Brunnen durch die Brille der biblischen Bräutigamsymbolik, das Wesen der Braut Christi und auch das Wesen Jesu als Bräutigam zu verstehen (vgl. Joh 4)?

6

Welche Folgerungen ergeben sich aus der Aussage von Paulus in Epheser 5,31–32? Wie helfen uns diese Verse, 1. Mose 2 und Offenbarung 21 zu verstehen?

7

Inwiefern wird unsere Ehe im neuen Himmel und der neuen Erde noch besser sein als die Ehe von Adam und Eva im Garten Eden?

8

Wodurch hat die Geschichte des Bräutigams die Kraft, unsere Erwartungen in Bezug auf die menschliche und auf die endgültige Ehe zu verändern?

1

Wie hast du den Sabbat, bzw. den Tag des Herrn, in der Vergangenheit verstanden? Hast du ihn als Geschenk oder als Last gesehen? Würdest du sagen, dass du dabei eher zur Gesetzlichkeit oder zur Vernachlässigung tendierst?

2

In 1. Mose 2 steht nicht explizit, dass Adam und Eva am siebten Tag von ihrer Arbeit ruhen sollten. Wie könnte das Muster in 1. Mose 1 und 2, wonach Adam und Eva Gott in seinem ordnenden Werk nachahmten, uns zu dieser Schlussfolgerung führen?

3

Wie könntest du die Absicht hinter Gottes Gebot an die Israeliten erklären, nicht nur ihre Wochen, sondern auch ihre Jahre sowie den Umgang mit Land und Schulden gemäß dem Sabbat zu gestalten?

4

Wie so viele Gebote Gottes zum Wohl seines Volkes wurde das Sabbatgebot im Laufe der Zeit verdreht und zu einer Last. Wodurch wurde der Sabbat im Alten Testament ignoriert und zur Zeit Jesu von echter Gottgefälligkeit abgetrennt?

5

Was siehst du in den Evangelien als Jesu Botschaft in Bezug auf den Sabbat (vgl. Mt 12,1–14; Mk 2,23–28)?

(6)

Im Neuen Testament gibt es kein Gebot, den Sabbat zu halten. Es gibt jedoch einige starke biblische Argumente, die nahelegen, dass es nach wie vor Gottes Absicht für sein Volk ist, dass es das Geschenk eines wöchentlichen Ruhetages empfängt, um sein Verlangen nach der Ruhe in ihm zu fördern. Kein anderes der in Stein gemeißelten Zehn Gebote wurde aufgehoben. In Hebräer 4,9 steht, es »ist also noch eine Ruhe vorhanden für das Volk Gottes«, in die wir noch nicht eingegangen sind und an die wir noch regelmäßig erinnert werden müssen. Wie formt die Betrachtung des Sabbats im Lichte der Gesamthandlung der Bibel dein Verständnis dessen, was Gott für Gläubige in diesem Zeitalter vorsieht?

(7)

Wie wird unsere Sabbatruhe im neuen Himmel und der neuen Erde die Sabbatruhe von Adam und Eva im Garten Eden noch übertreffen?

(8)

Wie könnte diese Geschichte des Sabbats deine Sicht auf den Tag des Herrn verändern?

KAPITEL 7: DER NACHKOMME

(1)

Der Kern der Geschichte des Nachkommen der Frau und des Nachkommen der Schlange ist Feindschaft und Konflikt. Was macht diese Feindschaft gleichermaßen zum Gericht und zur Gnade Gottes?

(2)

Wie hilft uns die Geschichte des Nachkommen der Frau und des Nachkommen der Schlange, Folgendes zu verstehen?

→ die Vielzahl an Geschlechtsregistern im Alten und im Neuen Testament
→ den Fokus auf den Kampf zwischen Israel und seinen Feinden in den Erzählungen des Alten Testaments
→ Fluchpsalmen wie Psalm 69 und 109
→ das verstärkte Auftreten dämonischer Aktivität in den Evangelien
→ die Bedeutung der Geburt Jesu durch eine Frau
→ die Bedeutung einer geistlichen Rüstung für den geistlichen Kampf

(3)

Auf welche Weise trägt die Geschichte des Nachkommen dazu bei, dass du ein besseres Verständnis dessen bekommst, was bei der Kreuzigung passierte?

(4)

Wie verändert diese Geschichte dein Verständnis dessen, was »Frieden mit Gott haben« bedeutet?

(5)

Wie bestimmt die Geschichte des Nachkommen dein Verständnis davon, was es bedeutet, von Gott beschützt zu werden, und wie du um Gottes Schutz beten solltest?

(6)

Was offenbart die Geschichte des Nachkommen über die Vorzüge des neuen Himmels und der neuen Erden gegenüber dem Garten Eden?

(7)

Wie hilft dir die Geschichte des Nachkommen, einige der Kämpfe in deinem Leben zu verstehen, und wie gibt sie dir Hoffnung und Zuversicht für deine Zukunft?

(1)

In 1. Mose 1 und 2 lesen wir davon, wie Gott ein Zuhause schafft, das er mit der in seinem Ebenbild geschaffenen Menschheit teilen kann. Wie hilft es uns, den Rest der biblischen Geschichte zu verstehen, wenn wir Gottes Absicht kennen, mit einem heiligen Volk in einem heiligen Land zusammenzuwohnen?

(2)

Viele Kapitel in 2. Mose sind der Architektur und Errichtung der Stiftshütte, und viele Kapitel in 1. Könige und 1. Chronik der Architektur und Errichtung des Tempels gewidmet. Viele Psalmen künden von Gottes Wohnung oder Haus. Auch die Prophetenbücher sprechen viel von der Entweihung, Zerstörung und Wiedererrichtung des Tempels. Warum wird diesem Zelt und diesem Gebäude im Alten Testament so viel Aufmerksamkeit zuteil?

(3)

Obwohl Gott herabkam, um mit seinem Volk erst im Allerheiligsten und später im Tempel zu wohnen, gab es immer noch ein Problem. Welches war das? Und wie wurde es letztendlich aus der Welt geschafft?

(4)

Wie würdest du die in den Evangelien beschriebene Beziehung Jesu zum Tempel beschreiben?

5

Was verstehst du unter »Gottes Wohnung« in diesem Zeitalter zwischen Christi Himmelfahrt und seiner Wiederkunft?

6

Glaubst du, dass die Sehnsucht nach einer Erlösung von dieser sündenbeladenen Welt das Gleiche ist wie die Sehnsucht nach einem Zuhause bei Gott? Warum oder warum nicht? Welche Dinge halten uns davon ab, uns nach einem Zuhause bei Gott zu sehnen?

7

Auf welche Art wird unser ewiges Zuhause bei Gott noch besser als Eden sein?

8

Inwiefern hat diese Geschichte von Gottes Absicht, bei seinem Volk zu wohnen, die Kraft, deine Lebensweise als ein lebendiger Tempel des Heiligen Geistes zu verändern?

KAPITEL 9: DIE STADT

1

Welche Dinge hatten die Städte Henoch, Sodom, Babel und Babylon gemeinsam?

2

Was hatten die Städte Sodom und Ninive gemeinsam und worin unterschieden sie sich (vgl. 1 Mose 10,10–12; 13,12–13.19; Jona 3,1–10)?

(3)

Jerusalem war die Stadt, in der Gott selbst im Tempel wohnte. Sie war die Stadt, wo Gottes König regierte. Sie war voller Potential. Doch was passierte mit ihr und warum?

(4)

Was sagen uns die Geschichten von Lot in Sodom und dem babylonischen Exil über die Spannung, in dieser Welt, aber nicht von dieser Welt zu sein?

(5)

Das Gebot an Gottes Volk in der Offenbarung lautet, aus Babylon herauszukommen, damit wir keinen Teil an ihren Sünden haben. Was bedeutet das für unser Leben?

(6)

Auf welche Arten lässt uns die biblische Schilderung des Schicksals Babylons Trost, aber auch Leid empfinden?

(7)

Wodurch wird das Leben im Neuen Jerusalem noch besser als das Leben in Eden sein?

(8)

Wie verändert die Geschichte der Stadt unser jetziges Leben in der Stadt des Menschen? Wie leben und handeln wir als Bürger des Himmels anders als die Bürger der Stadt des Menschen?

ENDNOTEN

EINLEITUNG

1 »Es ist nicht biblisch, eine Eschatologie zu haben, die als eine Art Anhang der Soteriologie fungiert, als Vollzug des Heilswerkes Gottes. … Vor und unabhängig von der Sünde ist dem Universum ein absolutes Ende gesetzt. Das geschaffene Universum war nur ein Anfang, dessen Ziel nicht der Fortbestand, sondern seine Vollendung war. Von Beginn an war das Prinzip der Beziehung Gottes zur Welt ein Prinzip der Handlung oder Vollbringung. Das Ziel war nicht komparativ (z. B. Evolution), sondern superlativ (z. B. das Endziel). Das Ziel war nicht nur schon vor der Sünde gesetzt, es war davon unberührt.« Geerhardus Vos, *The Eschatology of the Old Testament*, Phillipsburg: P&R, 2001, S. 73.

KAPITEL 1: DIE WÜSTE

2 »Der Wind Gottes fing an, sich über dem Angesicht der Wasser zu bewegen. Der Wind brütet hier wie eine Henne über einem ungeschlüpften Kosmos, gespannt darauf, was aus diesem ungeformten Universum schlüpfen wird.« Calvin Miller, *Loving God Up Close*, Nashville: Warner Faith, 2004, S. 10.

3 »Zwischen dem Zustand im und dem Zustand außerhalb des Gartens bestand ein Unterschied. 1. Mose 2,5 sagt, dass ›alle die Sträucher auf dem Felde … noch nicht auf Erden [waren]‹, eine Anspielung auf nur für Naturweidewirtschaft nutzbares Land. Dem gegenübergesetzt lesen wir davon, dass ›all das Kraut auf dem Felde … noch nicht gewachsen‹ war, eine Anspielung auf mit Bewässerungssystemen und menschlicher Kraft betriebenen Ackerbau zur Nahrungserzeugung. Die Teilung zwischen Feldvegetation und kultiviertem Ackerbau weist auf eine merkliche Trennlinie zwischen dem Garten und der Außenwelt hin. Gott sandte den Regen und schuf den Menschen, um das Land zu bebauen (vgl. 1 Mose 2,6–7). Daher war der unmittelbare Gartenbereich ein Ort der Ordnung.« J. V. Fesko, *Last Things First: Unlocking Genesis 1–3 with the Christ of Eschatology*, Ross-shire: Christian Focus, 2007, S. 98.

4 »Das Ziel der weltweiten Verbreitung der Herrlichkeit Gottes durch herrliche Ebenbildträger muss spezifischer als die Ausweitung der Grenzen des Eden-Tempels (der die göttliche Herrlichkeit fortführte) über die ganze Erde hinweg verstanden werden.« Greg Beale, *A New Testament Biblical Theology: The Unfolding of the Old Testament in the New*, Grand Rapids: Baker Academic, 2011, S. 38. Später schreibt Beale: »Die Absicht scheint gewesen zu sein, dass Adam die Grenzen des Gartens in immer größer werdenden Kreisen hätte ausweiten und die Ordnung des Gartenheiligtums in die unwirtlichen Außenbezirke hätte bringen sollen. Die Ausdehnung hätte die Verbreitung der herrlichen Gegenwart

Gottes zur Folge gehabt. Dies hätte besonders durch Adams Nachkommen erwirkt werden sollen, die in seinem Ebenbild geboren worden wären und folglich Gottes Ebenbild und das Licht seiner Gegenwart reflektiert hätten. Ihre Aufgabe wäre es gewesen, dem Auftrag ihrer Eltern, hinzugehen und sich die Außenwelt untertan zu machen, weiter Folge zu leisten, bis das Heiligtum von Eden die ganze Welt umfasst hätte.« Ebd., S. 622.

5 »Der Bund der Werke, im Garten Eden geschlossen, war das Versprechen, dass perfekter Gehorsam mit ewigem Leben belohnt werden würde. Adam wurde sündlos, aber mit dem Vermögen, in Sünde zu fallen, geschaffen. Wäre er zur Zeit der Versuchung im Garten treu geblieben (die ›Probezeit‹), wäre er unfähig zu sündigen gemacht und in einen ewigen und unzerstörbaren rechten Stand vor Gott erhoben worden.« Matt Perman, »What Does John Piper Believe about Dispensationalism, Covenant Theology, and New Covenant Theology?«, *Desiring God Webseite*, 23.01.2011, online unter: *https://www.desiringgod.org/articles/what-does-john-piper-believe-about-dispensationalism-covenant-theology-and-new-covenant-theology* (Stand: 25.02.2023).

6 William Williams, »Führe mich, o Gott Jehova«, 1745, Frohe Lieder #467, (1898), Übersetzer unbekannt.

KAPITEL 2: DER BAUM

7 »Nachrichtenfieber«, Regie James L. Brooks, Culver City: Gracie Films, 1987.

8 »Auch wenn die Schrift das Adam verheißene himmlische Leben nicht explizit erwähnt, lässt sich dieses mit ausreichender Klarheit durch legitime Konsequenz aus der gegenübergestellten Androhung des ewigen Todes und dem sakramentalen Siegel der Verheißung am Baum des Lebens (dessen Bedeutung dem Menschen sicherlich bewusst war) herleiten. Denn obwohl Mose dies nur schemenhaft umreist (wie die meisten der Aspekte dieses Bundes, auf welche er, als Schatten eines flüchtigen Bildes, nur vereinzelte Lichtstrahlen wirft, um ihre Vergänglichkeit wiederzugeben), besteht kein Zweifel daran, dass diese Dinge dem ersten Menschen deutlicher offenbart wurden.« Francis Turretin, *Institutes of Elenctic Theology*, James T. Dennison Jr. (Hrsg.), Bd. 3, Phillipsburg: P&R, 1997, S. 585.

9 Kapitel 7.2 des Westminster Bekenntnisses sagt: »Der erste mit dem Menschen gemachte Bund war ein Bund der Werke, worin Adam und in ihm seine Nachkommenschaft unter der Bedingung des vollkommenen persönlichen Gehorsams das Leben verheißen wurde« (vgl. 1 Mose 2,17; Röm 5,12–20; 10,5; Gal 3,10–12).

10 Augustinus, *The Literal Meaning of Genesis*, Bd. 2, Ancient Christian Writers, übers. v. John Hammond Taylor, Mahwah: Paulist Press, 1982, S. 38.

11 François Turretini, *Institutes of Elenctic Theology*, S. 581.

12 In »Notes on Scripture« (in: Stephen J. Stein (Hrsg.), *Works of Jonathan Edwards*, New Haven: Yale UP, 1998, S. 392–396), mutmaßt Jonathan Edwards, dass der Baum des Lebens bis zum Ende der Probezeit keine Frucht getragen hat. Meredith Kline vermutet, dass das Wort »auch« in 1. Mose 3,22 (»Nun aber, dass er nur nicht ausstrecke seine Hand und nehme auch von dem Baum des Lebens und esse und lebe ewiglich!«) nahelegt, dass die Teilhabe am Baum des Lebens einer dafür angemessenen Zukunft und Bestimmung vorbehalten war. Vgl. Meredith Kline, *Kingdom Prologue: Genesis Foundations for a Covenantal Worldview*, Eugene: Wipf & Stock, S. 94.

13 Einige Theologen sind der Ansicht, dass Adam und Eva die ganze Zeit über von diesem Baum aßen, schließlich hatte Gott gesagt: »Du darfst essen von allen Bäumen im Garten« (1 Mose 2,16). Ein Aspekt des durch das Essen vom Baum des Lebens erhaltenen Lebens jedoch ist die Unempfindlichkeit gegenüber Tod und Sünde und dies war bei Adam und Eva sicherlich nicht der Fall. Eine weitere Untermauerung der These, Adam und Eva hätten vor dem Sündenfall nicht vom Baum des Lebens gegessen, findet sich in Offenbarung 2,7, wo davon die Rede ist, dass das Essen vom Baum ein Privileg derer ist, die »überwinden« oder »siegen«. Damit sind die Versuchungen dieser Welt gemeint. Da Adam und Eva die Versuchungen der Welt nicht überwanden, liegt die Vermutung nahe, dass es ihnen auch noch nicht erlaubt war, vom Baum des Lebens zu essen.

14 Thomas Boston, *The Whole Works of the Late Reverend Thomas Boston of Ettrick*, Bd. 11, Aberdeen: George and Robert King, 1852, S. 193.

15 François Turretini nennt fünf Gründe dafür, warum Gott den Baum der Erkenntnis des Guten und des Bösen in Eden pflanzte. Vgl. *Institutes of Elenctic Theology*, S. 579–580.

16 »Der Baum in Eden scheint ein symbolischer Platz gewesen zu sein, an dem Urteile hätten gefällt werden sollen (in etwa so wie Gerichtssäle mit dem Bild der Justitia geschmückt sind). Der Name des Baumes – ›Baum der Erkenntnis des Guten und des Bösen‹ – von dem Adam nicht hätte essen dürfen, impliziert eine Pflicht zu regieren. ›Zwischen Gut und Böse scheiden‹ ist ein hebräisches Idiom, das sich auf die Befugnis von Königen und Machthabern bezieht, Rechtsurteile zu fällen.« Greg Beale, *A New Testament Biblical Theology: The Unfolding of the Old Testament in the New*, Grand Rapids: Baker Academic, 2011, S. 35.

17 »Geistlich starben unsere Ureltern am Tag ihrer ersten Sünde. Ihr Tod bestand in ihrer Sünde; sie entfremdeten sich selbst von Gott und ihr Geist wurde Gott gegenüber feindlich. Auch gerichtlich starben sie am Tag ihrer Sünde, sie wurden dem Fluch unterworfen. Man kann von psycho-physischem Tod sprechen, der sie am Tag ihrer Sünde befiel, als Sterblichkeit ihr Los wurde.« John Murray, *Collected Writings*, Bd. 4, Edinburgh: Banner of Truth, 1977, S. 56.

18 »Dies ist die in diesem alten Typus vorhergeschattete Wahrheit und Mysterie: Der Baum des Lebens – nicht irdisch, sondern himmlisch; nicht materiell, sondern irrational (*alogos*), aber mystisch und rational; nicht nur Leben verkündend und versiegelnd, sondern wahrlich Leben spendend. ›In ihm war das Leben‹ (Joh 1,4, z. B. die Quelle und der Ursprung allen Lebens) ... Wahrlich ist er der einzige Baum, denn kein anderer als Christus ist der Autor des ewigen Lebens (auch Erlösung findet sich in keinem anderen, vgl. Apg 4,12). Kein anderer als Christus steht in der Mitte des Paradieses (vgl. Offb 2,7) und auf der Straße der Stadt (vgl. Offb 22,2). Christus steht inmitten der Gemeinde (als ehrwürdigerer und passenderer Ort), um allen nahe zu sein und seine lebensspendende Kraft allen zukommen zu lassen; um von allen gesehen zu werden, als Zentrum, in welchem sich alle Adern des Glaubens und der Liebe treffen sollen, damit sie sich in ihm fügen. Der fruchttragende Baum (vgl. Offb 2,7), der die süßesten und köstlichsten Früchte zur Auferbauung der Heiligen trägt (vgl. Hld 2,3), trägt zwölf Sorten davon (vgl. Offb 22,2), das heißt die üppigsten und reichlichsten, den zwölf Stämmen Israels genügend (d. h. allen Gliedern der Gemeinde, die aus seiner Fülle alle notwendigen Gaben empfangen). Er trägt sie monatlich (d. h. fortwährend), denn die Kraft und Wirksamkeit der Gerechtigkeit und des Geistes Christi dienen der Tröstung und Heiligung der Gläubigen beständig und ohne Unterlass. Seine Blätter (nimmer verwelkend und immergrün) sind zur Heilung der Nationen bestimmt, dienen sie doch nicht nur zur Nahrung (um unsere Seelen zu speisen), sondern auch als Arznei (höchst wirksam, all unsere Leiden zu lindern, vgl. Jes 53,5; Mt 11,28).« Turretin, *Institutes of Elenctic Theology*, S. 582.

19 George Bennard, »Dort auf Golgatha stand«, 1913, übers. v. S. A. Rose.

KAPITEL 3: DAS EBENBILD

20 Diese humorvollen Profilbeschreibungen auf X wurden von Mark Shaefer erstellt und sind in verschiedenen Blogposts online unter https://www.businessesgrow.com zu finden. Mit Erlaubnis zitiert.

21 1. Mose 2,25 berichtet, dass Adam und Eva nackt waren, bevor sie sündigten. Auf die Bedeutung wird im nächsten Kapitel genauer eingegangen.

22 Vgl. Anthony A. Hoekema, *Created in God's Image*, Grand Rapids: Eerdmans, 1986, S. 68–73.

23 »Menschen gleichen dem, was sie verehren, sei es zu ihrem Wohl oder zu ihrem Verderben.« G. K. Beale, *We Become What We Worship: A Biblical Theology of Idolatry*, Downers Grove: InterVarsity, 2008, S. 16.

24 Greg Beale, *A New Testament Biblical Theology: The Unfolding of the Old Testament in the New*, Grand Rapids: Baker Academic, 2011, S. 367.

25 Christopher J. H. Wright, *Knowing Jesus Through the Old Testament*, Downers Grove: InterVarsity Press, 1992, S. ix.

26 Vgl. Hoekema, *Created in God's Image*, S. 91.

27 Vgl. Phil 3,20; Eph 2,19; Kol 3,1–4; 1 Petr 2,9.

28 »Es ist nicht unsere Absicht zu sagen, dass unser endgültiger Zustand ein bloß wiederhergestelltes Eden sein wird. Eden wird eher transzendiert: Die Herrlichkeit, die Adam im Garten bekleidete, wird in denen, die in Christus sind, wiederhergestellt, doch die letztendliche Vollendung dieser Herrlichkeit wird einen selbst Eden überlegenen Zustand hervorbringen, denn es wird nicht mehr die Möglichkeit einer Umkehrung oder eines erneuten Sündenfalles bestehen. Dann werden wir den endgültigen Zustand vollkommener Seligkeit in der Gemeinschaft mit Gott genießen, den Adam und Eva hätten erleben dürfen, wären sie im vertrauenden Gehorsam geblieben.« Dane Ortlund, »Inaugurated Glorification: Revisiting Romans 8:30«, *Journal of the Evangelical Theological Society* 57, 2014, S. 116.

29 Vgl. Offb 2,17; 3,12.

30 »Der Himmel wird keine statische Erfahrung sein. Er wird kein verschwommener Strom ewiger Gleichheit sein, sondern voller Abwechslung, Nachfolge und Neuheit. Der Himmel wird sich vor uns über Äonen entfalten, in einer neuen Ära nach der anderen. … Er wird sich immer größere Ehre schaffen, während wir in freudiger Gerechtigkeit über die neuen und aufregenden Zurschaustellungen seiner Herrlichkeit und Heiligkeit und Weisheit und Kreativität und Größe und Macht staunen.« Raymond Ortlund Jr., Predigt, 07.08.2005, Christ Presbyterian Church, Nashville.

31 Adelaide A. Pollard, »Nimm du mich ganz hin, o Gottessohn«, 1906, übers. v. A. P. Mihm, online unter: *https://www.sermon-online.com/de/contents/24563* (Stand: 25.02.2023).

KAPITEL 4: DIE KLEIDUNG

32 G. William Domhoff, *Finding Meaning in Dreams: A Quantitative Approach*, New York: Plenum Press, 1996, S. 204. Die von Domhoff zitierte Studie gibt an, dass drei Viertel aller untersuchten Männer und mehr als die Hälfte aller untersuchten Frauen berichteten, schon einmal einen Traum gehabt zu haben, in denen sie mit eigener Kraft fliegen konnten. Weiter wurde festgestellt, dass 40 bis 50 Prozent aller Männer und Frauen davon berichteten, Träume gehabt zu haben, in denen sie in der Öffentlichkeit nackt oder unpassend gekleidet waren und dabei ein stark emotionales Gefühl extremer Beschämung empfunden haben.

33 »Einige früh-jüdische und -christliche Schriften vertreten die Ansicht, Adam und Eva wären vor dem Fall mit herrlichen Kleidern gekleidet gewesen, hätten diese Herrlichkeit verloren und danach fälschlich versucht, ihre schändliche Blöße mit Feigenblättern zu bedecken. Manche postulierten auch, dass die Kleider, welche Adam und Eva in 1. Mose 3,21 erhielten, tatsächlich mit einem Maß an

Herrlichkeit versehen waren, Adam als ersten Hohenpriester auswiesen oder auf ein größeres Erbe eines letztlichen, herrlichen Kleides der Unsterblichkeit hinwiesen.« Greg Beale, *A New Testament Biblical Theology: The Unfolding of the Old Testament in the New*, Grand Rapids: Baker Academic, 2011, S. 453.

34 »Moderne Ausleger haben den Fokus so sehr auf die Scham bedeckende Funktion der Kleidung gelegt, dass ihnen entgangen ist, was antike Ausleger für gegeben hielten: den Gebrauch der Kleidung als Mittel zur Schönheit, Herrlichkeit und sogar königlichen Würde. … Im antiken Nahen Osten wurde von Königen und Götzen gleichermaßen erwartet, sofern sie die Götter repräsentierten, als Zeichen und Ausweisung ihrer königlichen Befugnis bekleidet zu sein. Es stimmt, dass die schamlose Nacktheit von Adam und Eva in 1. Mose 2,25 in sich selbst nicht als Investitur (Bekleidung) der Herrlichkeit Gottes gesehen werden kann, wie manche antiken Ausleger es annahmen. Auf der anderen Seite ist es aber wichtig, die Art, auf welche die Nacktheit ohne Scham (vgl. 1 Mose 2,25) dennoch auf die Notwendigkeit einer Bekleidung hinweist, nicht zu vernachlässigen. Wenn nicht als Gegenmittel gegen die Schande, dann als Mittel zur königlichen Ehre.« William N. Wilder, »Illumination and Investiture: The Royal Significance of the Tree of Wisdom in Genesis 3«, *Westminster Theological Journal* 68, 2006, S. 62.

35 Vgl. 1 Mose 37,3.23; 41,39–43; 1 Sam 18,3–4; Dan 5,29; Lk 15,21–22.

36 »Durch seine Schöpfung im Ebenbild Gottes hatte der Mensch unter dem ersten Bund den Stand eines Herrschers der Erde unter Gott, eine Herrlichkeit, welche die von Gott und dem Engelsheer am himmlischen Hofe ausgeübte Herrschaft widerspiegelte. Als Ebenbild Gottes besaß der Mensch auch die ethische Herrlichkeit eines Standes einfacher Gerechtigkeit, mit der Aussicht, die größere Herrlichkeit bestätigter Gerechtigkeit zu erreichen.« Meredith Kline, *Kingdom Prologue: Genesis Foundations for a Covenantal Worldview*, Eugene: Wipf & Stock, 2006, S. 44–45.

37 Dies durfte ich durch eine Podcast-Konversation zwischen Will Wood, Camden Bucey und Jared Oliphint verstehen. »Ephesians 6:10–17 and a Biblical Theology of Clothing«, *Christ the Center Podcast*, Reformed Forum Website, 01.04.2016.

38 Es scheint, als wäre die Fellkleidung als antithetisches Gegenstück zum Ebenbild des Teufels, als Symbol der Zierde des herrlichen Ebenbildes Gottes zu verstehen. (Man vergleiche den späteren Gebrauch von Tierhäuten als Bespannung der Stiftshütte, welche die göttliche Herrlichkeit symbolisch wiedergeben.)« Meredith Kline, *Images of the Spirit*, Eugene: Wipf & Stock, 1999, S. 150.

39 Die Beschreibung der Priesterkleidung ist meinem Buch *The Lamb of God: Seeing Jesus in Exodus, Leviticus, Numbers, and Deuteronomy, Seeing Jesus in the Old Testament*, Wheaton: Crossway, 2012, S. 174–175, entnommen.

40 »Paulus ermahnt sie, sich nicht weiter mit den Eigenschaften des alten Lebens im ersten Adam zu identifizieren und sich von denen des neuen Lebens im letzten Adam bestimmen zu lassen.« Beale, *New Testament Biblical Theology*, S. 842.

41 »Wir können die hier erwähnte Nacktheit als Mangel der vollen Herrlichkeit der himmlischen Art der Existenz begreifen. In diesem Sinn ist auch unser gegenwärtiges, irdischen Leben von Nacktheit gekennzeichnet, im Unterschied zur Bekleidung mit himmlischer Herrlichkeit.« Anthony A. Hoekema, *The Bible and the Future*, Grand Rapids: Eerdmans, 1979, S. 106–107.

42 »Wenn Adam ehrlos ist, kann dies nicht ethisch, sondern eschatologisch verstanden werden. Adam ist in dem Sinn ehrlos, dass er noch nicht verherrlicht worden ist. Er ist ehrlos, nicht in dem Sinn, dass er gesündigt hat, sondern dass er die höchste Ehre als Kreatur noch nicht erreicht hat. Er wurde noch nicht verherrlicht. Der Kontrast besteht zwischen Unehre und Ehre oder Herrlichkeit.« Lane Tipton, »The Covenant of Works, Adam's Destiny«, Vorlesung ST131: Survey of Reformed Theology (2014), Westminster Theological Seminary, Glenside, ITunesU (Zugriff: 25.03.2015).

43 Vergib mir, liebe Leserin, wenn es den Anschein hat, als hätte ich in meinem Bestreben, mich auf das Hauptthema in diesem Kapitel zu beschränken, etwas Wichtiges übersprungen. Sollte dir die Geschichte der kurzen Leben unserer Tochter Hope und unseres Sohnes Gabriel nicht bekannt sein, findest du sie unter www.nancyguthrie.com oder in meinen Büchern *Holding on to Hope*, Carol Stream: Tyndale, 2002 und *Hearing Jesus Speak Into Your Sorrow*, Carol Stream: Tyndale, 2009.

44 Augustus Toplady, »Fels des Heils, geöffnet mir«, 1776, übers. v. Ernst Heinrich Gebhardt.

KAPITEL 5: DER BRÄUTIGAM

45 Wenn dir dieses Gedicht gefallen hat, wirst du auch das Gedicht lieben, das David schrieb, als mir einer seiner Lieblingspullis in der Wäsche einging.

Für Nancy, Mein Sweater-Herz, 12. Februar 2011:
Uns're Liebe ist wie ein Pulli,
ganz warm und weich und soft.
Ich rede nicht von Aldi-Qualität,
sondern eher von Ann Taylor Loft.
Denn jeder, der was auf sich hält,
trägt Frack und Kleider für die Welt.
Doch wir lieben Gemütlichkeit
und da kommt man mit Pulli weit!
Ich bin der Lulli deines Pullis
und du der größte Fan von meinem Cardigan.
Für dein Gestricke brech' ich jeden Knigge,
und du lässt dich plagen für meinen Rollkragen.
Wenn der Drangsal Motten an der Faser uns'res Lebens nagen,

sind wir viel mehr als Mann und Frau, das muss ich sagen.
Schau, uns're Liebe ist ein Pulli, nicht zu übertrumpfen,
den selbst das heißeste Wasser nicht vermag zu schrumpfen!

46 »Es ist nicht nur nicht gut, weil er einsam ist (das mag er sein oder auch nicht!), sondern weil er allein schlicht und ergreifend der Aufgabe nicht gewachsen ist. Daher bekommt er eine ›Hilfe‹ anstatt einer ›Begleiterin‹. ... Sie wird ihm hier als ›Hilfe‹ gegeben. Das bedeutet ganz einfach, dass sie an seiner Seite arbeiten soll, damit sie zusammen ihre Aufgabe erfüllen können.« Christopher Ash, *Married for God: Making Your Marriage the Best It Can Be*, Wheaton: Crossway, 2016, S. 36.

47 R. Kent Hughes, *Genesis: Beginning and Blessing, Preaching the Word*, R. Kent Hughes (Hrsg.), Wheaton: Crossway, 2004, S. 58.

48 Diese Einsicht verdanke ich William Taylor, »God's Purpose in Marriage«, Predigt, 30.01.2001, St. Helen's Bishopsgate, London.

49 Vgl. 2 Mose 18,4; 5 Mose 33,7; 1 Sam 7,12; Ps 20, 121,1–2; 124,8.

50 Ray Ortlund Jr., *Marriage and the Mystery of the Gospel, Short Studies in Biblical Theology*, Wheaton: Crossway, 2016, S. 30.

51 Ich finde Nick Batzigs Zusammenfassung der möglichen Interpretationsmöglichkeiten dieses Verses sehr hilfreich, online unter: *http://www.reformation21.org/blog/2016/09/desiring-to-rule-over-genesis.php* (Stand: 25.02.2023).

52 »In Anbetracht der paulinischen Interpretation von 1. Mose 2,24 ist es logisch gegeben, dass Eva als Typus der Gemeinde fungiert. ... Christus hat sich des Auftrags, sich die Erde gemeinsam mit seiner Hilfe, seiner Braut, der zweiten Eva, untertan zu machen, angenommen und erfüllt diesen jetzt.« J. V. Fesko, *Last Things First: Unlocking Genesis 1–3 with the Christ of Eschatology*, Ross-shire: Christian Focus, 2007, S. 167–175.

53 John Piper, *Einfach Himmlisch! Was die Ehe über Gott zeigt*, Bielefeld: CLV, 2019, S. 166.

54 S. J. Stone, »Die Kirche steht gegründet«, 1866, übers. v. Anna Thekla von Welling.

KAPITEL 6: DER SABBAT

55 Chad Bird, »The Missing Verse in the Creation Account«, online unter: *https://www.1517.org/articles//the-missing-verse-in-the-creation-account* (Stand: 27.02.2023).

56 »Gottes eigener Arbeitsrhythmus von sechs Tagen und einem Ruhetag legt nahe, dass Adam diesen in seiner eigenen Arbeit hätte imitieren sollen. Wie lange diese Arbeit hätte dauern sollen, ist nicht bekannt.« J. V. Fesko, *Last Things First: Unlocking Genesis 1–3 with the Christ of Eschatology*, Ross-shire: Christian Focus, 2007, S. 102.

57 »Diese Ruhe der Vollendung wurde dem Menschen gegeben, um ihm sein Endziel aufzuzeigen. Selbst dem nicht gefallenen Menschen war der Sabbat ein eschatologisches Zeichen, weil seine Bedeutung in der Beziehung zwischen

Gott und Mensch liegt. Dies ist wichtig zu sehen, denn es bezeugt die Wichtigkeit der Eschatologie für den Glauben. Eschatologie ist die Essenz des wahren Glaubens, wovon auch ihre vor-redemptive Existenz zeugt.« Geerhardus Vos, *The Eschatology of the Old Testament*, Phillipsburg: P&R, 2001, S. 75.

58 »Der genaue Zusammenhang zwischen dem Baum des Lebens, der Arbeit Adams und der eschatologischen Ruhe am siebten Tag ist nicht bekannt. Vermutlich hätte Adam die vom Bund der Werke geforderten Taten verrichtet und an jedem Sabbat in der Erwartung der Vollendung seines Werkes und des Eintritts in die ewige Sabbatruhe Gottes von seinen Mühen geruht.« Geerhardus Vos, *The Eschatology of the Old Testament*, Phillipsburg: P&R, 2001, S. 184. Außerdem: »Obwohl Adam nicht explizit dazu angehalten wird, es Gott in der Ruhe an jedem siebten Tag der Woche gleichzutun, haben viele in 1. Mose 2,3 ein Schöpfungsmandat für den Rest der Menschheit ausgemacht, an jedem siebten Tag zu ruhen. ... Würde es nicht von Adam, dem Ebenbild Gottes, erwartet werden, Gottes Absicht widerzuspiegeln, am Ende eines schöpferischen Prozesses zu ruhen? Schließlich soll er doch die beiden schöpferischen Tätigkeiten nachahmen, die auf dieses Endziel hinweisen.« Greg Beale, *A New Testament Biblical Theology: The Unfolding of the Old Testament in the New*, Grand Rapids: Baker Academic, 2011, S. 776–77.

59 »Adam oblag die Verantwortung, seine Bundesverpflichtungen zu erfüllen. Danach hätte er in eine ewige Sabbatruhe eingehen dürfen. Die Prüfung hätte ein Ende gefunden, der Tod wäre nicht länger eine Möglichkeit gewesen, *posse non mori*, und Adam hätte, sobald die Erde vom Ebenbild und der Herrlichkeit Gottes erfüllt gewesen wäre, von seinen Pflichten als Vizeregent über der Schöpfung ruhen können.« Fesko, *Last Things First*, S. 103. Außerdem: »Wäre seine Zeit der Prüfung erfolgreich gewesen, wäre der sakramentale Sabbat in die von ihm typifizierte Realität übergegangen und der gesamte, nachfolgende Geschichtsverlauf wäre radikal anders verlaufen.« Geerhardus Vos, *Biblical Theology*, Eugene: Wipf & Stock, 2003, S. 140.

60 »Das Werk, das in die Ruhe einfließt, kann nicht länger des Menschen eigenes Werk sein. Es wird das Werk Christi.« Vos, *Biblical Theology*, S. 141.

61 »Israel hätte in einem Land wohnen, Gott verehren und dienen, sein Ebenbild vermehren, ihn auf der ganzen Welt anbeten und nach Beendigung seiner Arbeit in Gottes ewige Sabbatruhe eingehen sollen.« Fesko, *Last Things First*, S. 127–28.

62 Bird, »The Missing Verse in the Creation Account.«

63 Vgl. Mt 28,1; Mk 16,2; Lk 24,1; Joh 20,1.

64 Vgl. 1 Kor 4,14; 7,8; Gal 4,19; 1 Tim 1,2; 2 Tim 1,2; Phlm 10; Tit 1,4.

65 Eine höchst glaubwürdige Sichtweise, die zu einer anderen Schlussfolgerung als ich in diesem Kapitel kommt, findet sich online unter: *https://blogs.thegospelcoalition.org/justintaylor/2010/10/14/schreiner-qa-is-the-sabbath-still-required-for-christians/*

(Stand: 25.02.2023) oder in dem Buch, dem dieser Artikel entstammt: Thomas Schreiner, *40 Questions about Christians and Biblical Law, 40 Questions and Answers*, Benjamin Merkle (Hrsg.), Grand Rapids: Kregel, 2010, S. 209–218. Ein weiteres glaubwürdiges Buch, das eine andere Sicht vertritt, ist *From Sabbath to Lord's Day: A Biblical, Historical and Theological Investigation*, D. A. Carson (Hrsg.), Eugene: Wipf & Stock, 1999. Die in diesem Buch vertretene Sicht wird von Richard Gaffins Kapitel »A Sabbath Rest Still Awaits the People of God« im Buch *Pressing Toward the Mark*, Charles G. Dennison und Richard C. Gamble (Hrsg.), Philadelphia: Committee for the Historian of the Orthodox Presbyterian Church, 1986, vertreten.

66 »Teil der Funktion des Mosaischen Gesetzes innerhalb der Heilgeschichte war es, als zeitweiliger Paedagogos, als Schulmeister oder Lehrer aufzutreten, der Gottes Volk des Alten Bundes die Notwendigkeit eines Erlösers lehren sollte (vgl. Gal 3,24–25). Daher blieb der Sabbat an einem Samstag, zum Ende der wöchentlichen Arbeit, eine Art erfülltes Versprechen, das Israel im Falle der vollkommenen Erfüllung des Gesetzes ewige Ruhe bieten sollte. Die Beständigkeit des Sabbats, zum Ende einer Woche des unvollkommenen Gehorsams, sollte Israel auf einen zweiten Adam hoffen lassen, der die endgültige Exodus-Erlösung erringen und seinem Volk die ultimative Sabbatruhe bringen würde, die der erste Adam verwirkte und unsere besten Werke nicht erringen können. ... Jetzt, wo es vollbracht ist (vgl. Joh 19,30), steht der Sabbat nicht mehr am Ende einer Woche voller Arbeit, sondern an ihrem Anfang. Die Arbeit, durch welche uns die Sabbatruhe gesichert worden ist, wurde von Jesus vollbracht. Jetzt ruhen wir in ihm und arbeiten in der Kraft, die seine rettende Gnade uns schenkt (vgl. Hebr 3,7–4,10). ... Daher trifft sich die Gemeinde jetzt am ersten Tag der Woche (vgl. Joh 20,19; Apg 20,7; 1 Kor 16,2; Offb 1,10). Neuschöpfung und vollkommene Erlösung sind die großen Realitäten, die in Christus bereits uns gehören. Diese feiern und genießen wir am christlichen Sabbattag. Es ist eine Verordnung des Evangeliums, welche uns erfrischt und Gott verherrlicht.« David Strain, »A Well-Spent Sabbath«, *Tabletalk magazine*, Februar 2015, online unter: *http://www.ligonier.org/learn/articles/well-spent-sabbath* (Stand: 25.02.2023).

67 »Die Verlagerung des wöchentlichen Sabbats vom siebenten auf den ersten Tag spiegelt die gegenwärtige eschatologische Situation der Gemeinde wider – der Wechsel auf den ersten Tag ist ein Fingerzeig auf die bereits realisierte Eschatologie, auf die von Christus, insbesondere durch seine Auferstehung inaugurierte eschatologische Neuschöpfungsruhe; die Fortsetzung eines wöchentlichen Ruhetages ist das Zeichen einer noch zukünftigen Eschatologie, ein Hinweis auf die mit Christi Wiederkunft kommende eschatologische Ruhe.« Gaffin, »A Sabbath Rest Still Awaits the People of God«, in: *Pressing toward the Mark*, S. 51, 37.

68 Das Westminster Bekenntnis (21.8) sagt: »Der Sabbat wird dann dem Herrn heiliggehalten, wenn die Menschen ihre Herzen gebührend vorbereitet und ihre alltäglichen Angelegenheiten zuvor geordnet haben, nicht allein den ganzen Tag eine heilige Ruhe beachten von ihren eigenen Werken, Worten und Gedanken, die sich auf ihre weltlichen Beschäftigungen und Vergnügungen richten, sondern auch die ganze Zeit von den öffentlichen und privaten Übungen der Gottesverehrung und von den Pflichten der Not und Barmherzigkeit in Anspruch genommen werden.«

69 Charles Wesley, »Himmlische Liebe,« 1757, übers. v. L. Kaiser.

KAPITEL 7: DER NACHKOMME

70 Diese Charakterisierung der von Gott beabsichtigten Botschaft an Adam und Eva ist folgender Predigt von Ligon Duncan entnommen: »An Ancient Christmas: The Coming of the Christ in the Old Testament – The Seed«, 02.12.2012, First Presbyterian Church, Jackson, Mississippi.

71 Geerhardus Vos, *Biblical Theology*, Eugene: Wipf & Stock, 2003, S. 42.

72 Dies wird in 1. Johannes 3,12 deutlich. Johannes schreibt davon, dass Kain »von dem Bösen stammte und seinen Bruder umbrachte.«

73 »In Ägypten waren solche Stangen oder Feldzeichen ein bekanntes Symbol der Kraft der Gottheit. Hier diente es der Demonstration der Kraft des Herrn, gegenwärtig in der Mitte des Lagers, denen Leben schenkend, die durch ihre Sünden mittels der Schlangenbisse zu Tode verurteilt worden waren. Die am Feldzeichen angebrachte Schlange demonstrierte dadurch sichtbar den Sieg über Israels Todfeinde, Satan und Ägypten, überwältigt von der Macht des Herrn. ... Das Volk sollte bewusst auf die Bronzeschlange schauen, ihr Vertrauen auf den Sieg der Kraft Gottes über das Böse setzen und daraufhin geheilt werden.« Iain Duguid, *Numbers: God's Presence in the Wilderness, Preaching the Word*, R. Kent Hughes (Hrsg.), Wheaton: Crossway, 2006, S. 263. Obwohl der Text nicht darauf hinweist, dass der Kopf der Schlange auf der Stange zerschmettert war, ergibt es Sinn, dass die Art der Befestigung am Holz das Mittel ihrer Erlösung abbildete, das Zerschmettern des Hauptes der Schlange.

74 Eine ausführlichere Abhandlung meiner Bestrebung, Gottes Schutzversprechen in der Schrift zu verstehen, findet sich in meinem Buch *Hearing Jesus Speak into Your Sorrow*, Carol Stream: Tyndale, 2009.

75 Martin Luther, »Ein' feste Burg ist unser Gott«, 1529.

KAPITEL 8: DIE WOHNUNG

76 Gemeinsam mit seinem Geschäftspartner Rob Howard schreibt mein Mann David für Kirchen und christliche Schulen fabelhafte, witzige, biblisch fundierte Kindermusicals. Der Name der Firma ist Little Big Stuff Music, und der Firmensitz ist unser Haus. Online unter: *https://littlebigstuff.com/*.

77 »Der Garten ist ›der Garten Gottes‹, nicht in erster Linie eine Heimstätte des Menschen als solche, sondern ein spezifischer Platz der Aufnahme des Menschen hinein in die Gemeinschaft mit Gott in Gottes eigener Heimstätte. … Am Prinzip des Paradieses als Heimstätte Gottes kann es keinen Zweifel geben; er wohnt dort, um den Menschen mit sich wohnen zu lassen.« Geerhardus Vos, *Biblical Theology*, Eugene: Wipf & Stock, 2003, S. 27–28.

78 »Die das Herannahen Gottes durch den Garten beschreibende Schlüsselphrase ›in der Kühle des Tages‹ sollte als ›im Geiste des Tages‹ übersetzt werden. ›Geist‹ weist hier die theophansiche Herrlichkeit aus, genauso wie in 1. Mose 1,2 und anderswo in der Schrift. Und ›der Tag‹ hat dieselbe Konnotation wie in den Vorhersagen der Propheten über das große, herannahende Gericht (vgl. Ri 11,27 und 1 Kor 4,3). Hier in 1. Mose 3,8 findet sich der ursprüngliche Tag des Herrn, der als prototypische Form dient, in welcher nachfolgende Bilder anderer Tage des Herrn gegossen werden.« Meredith Kline, *Kingdom Prologue: Genesis Foundations for a Covenantal Worldview*, Eugene: Wipf & Stock, 2006, S. 129.

79 Vgl. G. K. Beale und Mitchell Kim, *God Dwells Among Us*, Downers Grove: InterVarsity Press, 2014, S. 21–23.

80 Vgl. Nancy Guthrie, *The Word of the Lord: Seeing Jesus in the Prophets*, Wheaton: Crossway, 2014, S. 223.

81 Ebd., S. 226–229.

82 Als der Vorhang im Tempel von oben nach unten zerriss, setzte dies der Dreiteilung der Stiftshütte/des Tempels ein Ende. Der Geist wohnt jetzt in den Gläubigen, womit wir jetzt zum »Heiligtum«, in dem Gott wohnt, geworden sind. Lesen wir in Offenbarung 22 von den Ausmaßen der neuen Stadt/des neuen Tempels, finden wir einen perfekten Würfel vor. Daraus lässt sich schließen, dass die ganze Welt zum Allerheiligsten werden wird. Das Versprechen aus Offenbarung 22,4, dass alle Einwohner der Garten-Tempel-Stadt »sein Angesicht sehen« werden, weist auf offenen Zugang zu Gott und dem Lamm hin.

83 Isaac Watts, »Du halfst uns, Herr, in früher Zeit«, 1719, Übersetzer unbekannt.

KAPITEL 9: DIE STADT

84 »These are the 20 Greatest Cities to Live In«, *Telegraph Media Group Ltd.*, 14.06.2017, online unter: *https://www.telegraph.co.uk/travel/galleries/The-worlds-most-liveable-cities/* (Stand: 25.02.2023).

85 Als David die Stadt Jerusalem eroberte, wurde sie als »Stadt Davids« oder »Zion« bekannt. David brachte die Bundeslade in die Festung Zions, wodurch dieses zum Zentrum der Anbetung und der Gegenwart Gottes wurde. Wenn wir im Alten Testament von Jerusalem als »Zion« lesen, weist dies auf die Stadt der Gegenwart Gottes, das Zentrum der Hoffnungen und die Herkunft der Hilfe des Gottesvolkes hin. Die Propheten und Psalmisten sprechen von Zion

fortwährend als dem Ort, von dem aus der Herr eines Tages die Nationen als König beherrschen wird. Somit gibt es eine zukünftige Orientierung auf Zion hin, ebenso wie eine vergangene. Doch auch einen gegenwärtigen Aspekt gibt es. Der Autor des Hebräerbriefs schreibt von allen, die ihr Vertrauen auf Christus gesetzt haben: »[I]hr seid gekommen zu dem Berg Zion und zu der Stadt des lebendigen Gottes, dem himmlischen Jerusalem« (Hebr 12,22). In Christus zu sein bedeutet, dauerhaftes Bürgerrecht in Zion, der Stadt Gottes, zu haben.

86 Jacques Ellul, *The Meaning of the City*, Grand Rapids: Eerdmans, 1970, S. 139–140.

87 »Das Buch der Offenbarung hält eindeutig an einer Bedeutung der historischen Stadt Jerusalem im eschatologischen Verständnis der frühen Kirche fest. ... Johannes' Schilderung einer letzten Revolte gegen ›die Stadt, die er liebt‹ nach dem Ende der tausendjährigen Herrschaft setzt die zukünftige Stadt Jerusalem ins Zentrum des eschatologischen Bildes. ... Daher fügt sich eine Zukunft für Jerusalem gut in eine zukünftige tausendjährige Herrschaft Christi, in welcher Israel als Nation eine zentrale Rolle spielt.« Robert L. Saucy, *The Case for Progressive Dispensationalism*, Grand Rapids: Zondervan, 1993, S. 295–296.

88 G. K. Beale beschreibt den neuen Himmel und die neue Erde wiederholt als »Garten-gleiche Stadt in der Form eines Tempels«. In: *The Temple and the Church's Mission: A Biblical Theology of the Dwelling Place of God*, Downers Grove: InterVarsity Press, 2004.

89 Ich frage mich, ob Jesus an Psalm 87 dachte, als er zu Nikodemus, einem stolzen Bürger des irdischen Jerusalems, sprach: »Wahrlich, wahrlich, ich sage dir: Wenn jemand nicht von Neuem geboren wird, so kann er das Reich Gottes nicht sehen« (Joh 3,3).

90 Isaac Watts, »Stimmt an mit vollem Klang«, 1707, übers. v. Walter Rauschenbusch.

BIBELSTELLENINDEX

DANKSAGUNGEN

Als Frau, die noch so viel zu lernen hat und dennoch bestrebt ist, die Bibel treu zu lehren, bin ich über die Maßen gesegnet, von theologisch versierten Männern umgeben zu sein, die mich mit gesunder Lehre, persönlicher Ermutigung, hilfreichem Input und sanftmütiger Kritik über die Jahre hinweg begleitet haben. Hierfür bin ich unendlich dankbar.

Danke, Dr. James Walters, für das Feuer, das Sie in mir entfacht haben, als Sie uns im Fach *Praktische Theologie* an der John Brown University als erstes Projekt die Herrlichkeit Gottes zum Thema gaben.

Danke, Ray Ortlund, dass du mir Biblische Theologie nahegebracht und mir gezeigt hast, was es bedeutet, aus Gnade reformiert zu sein.

Danke, Jean Larroux, dass du der erste warst, der sich eine meiner Botschaften angehört und ihre klare Darstellung des Evangeliums bekräftigt hat.

Danke, David Filson, dass du so brillant bist, dass ich die Ideen für dieses Buch einfach mit dir durchsprechen musste, bevor ich anfing. Danke dafür, dass du mich bei jedem Schritt des Weges ermutigt und mich anderen jenseits meines eigenen Vermögens empfohlen hast.

Danke, Matt Bradley (und Leslie!), für dein sorgfältiges Lektorat dieses Buches und die Art von bedachtem Feedback, das man sich nur wünschen kann, bevor man ein Buch in die Welt setzt.

Danke, Nate Shurden, dass du immerzu für mich und meinen Dienst gebetet hast und deiner Herde ein weiser und treuer Hirte und mir eine nicht versiegende Quelle des Wissens und der Ermutigung bist.

Zum Abschluss möchte ich noch jenen Theologen danken, deren aufgezeichnete Vorlesungen, Predigten, Artikel und Bücher mir so sehr bei diesem Projekt geholfen haben. Mein besonderer Dank gilt Greg Beale, J. V. Fesko, Ligon Duncan, Michael Horton und Lane Tipton.